Dr. Torsten Pfitzer

KIEFER GUT, ALLES GUT

Bibliografische Information der Deutschen Nationalbibliothek
Die Deutsche Nationalbibliothek verzeichnet diese Publikation in der Deutschen Nationalbibliografie. Detaillierte bibliografische Daten sind im Internet über https://dnb.de abrufbar.

Wichtige Hinweise
Sämtliche Inhalte dieses Buchs wurden – auf Basis von Quellen, die der Autor und der Verlag für vertrauenswürdig erachten – nach bestem Wissen und Gewissen recherchiert und sorgfältig geprüft. Trotzdem stellt die-ses Buch keinen Ersatz für eine individuelle medizinische Beratung dar. Wenn Sie medizinischen Rat einholen wollen, konsultieren Sie bitte einen qualifizierten Arzt. Der Verlag und der Autor haften für keine nachteiligen Auswirkungen, die in einem direkten oder indirekten Zusammenhang mit den Informationen stehen, die in diesem Buch enthalten sind.
Ausschließlich zum Zweck der besseren Lesbarkeit wurde auf eine genderspezifische Schreibweise sowie eine Mehrfachbezeichnung verzichtet. Alle personenbezogenen Bezeichnungen sind somit geschlechtsneutral zu verstehen.

Für Fragen und Anregungen
info@m-vg.de

11. Auflage 2026

Türkenstraße 89
80799 München
Tel.: 089 651285-0

Redaktion: Melanie Schölzke
Umschlaggestaltung: Manuela Amode, München
Umschlagabbildung vorn: iStockphoto/VladimirFloyd
Umschlagabbildungen hinten: Nils Schwarz

Alle Fotos im Innenteil von Nils Schwarz, außer:
GZFA® GmbH: 61; iStockphoto: Geber86: 64, KatarzynaBialasiewicz: 36, seb_ra: 8; Shutterstock: Anatoly Tiplyashin: 24, Denphumi: 155, fizkes: 69, GlebSStock: 153, karelnoppe: 53, LongJon: 76, Syda Productions: 159, Tinydevil: 26, 29
Illustrationen: iStockphoto: JFalcetti: 21; Shutterstock: Andrea Danti: 18, 51; Blamb: 161; decade3d - anato-my online: 157; ForeverLee: 27; Robert Kneschke: 31; Sebastian Kaulitzki: 48; udaix: 15
Illustration S. 28 aus PROMETHEUS Kopf, Hals und Neuroanatomie. Erik Schulte, Udo Schumacher, Michael Schünke. 3. Auflage, S. 78/Abb. B. Mit freundlicher Genehmigung der Georg Thieme Verlag KG, Stuttgart 2015
Illustrationen S. 33 aus Anatomy Trains – Myofascial Meridians for Manual and Movement Therapists. Thomas W. Myers. 3. Auflage, S. 184/Abb. 9.1. Mit freundlicher Genehmigung von Churchill Livingstone/El-sevier, 2014

Layout: Katja Muggli, www.katjamuggli.de
Satz: Daniel Förster, Belgern
Druck: Florjancic Tisk d.o.o., Slowenien
Printed in the EU

ISBN Print 978-3-7423-0481-0
ISBN E-Book (EPUB, Mobi) 978-3-7453-0004-8

Dr. Torsten Pfitzer

KIEFER GUT, ALLES GUT

Das Übungsprogramm gegen CMD, die wahre Ursache von Zähneknirschen, Kopfschmerzen, Nackenverspannungen, Tinnitus und Co.

riva

INHALT

Wie jeder selbst etwas gegen CMD tun kann

Viele meiner Patienten kommen mit vermeintlich unerklärlichen Schmerzen zu mir, nachdem auch etliche Untersuchungen und Behandlungen bei verschiedensten Ärzten keine Klarheit gebracht haben, was die Ursache der Beschwerden ist. Die Leiden sind vielfältig – Hüft-, Rücken-, Nacken- und Kopfschmerzen stehen im Vordergrund, aber auch ein Tinnitus ist durchaus häufig.

Wenn ich als ganzheitlicher Schmerztherapeut und Gesundheitscoach diese Patienten untersuche, sind in fast allen Fällen Verkürzungen, Verhärtungen und Spannungsungleichgewichte im Muskel-Faszien-Gewebe zu finden, die zum Großteil auch für die jeweiligen Symptome verantwortlich sind. Leider werden derartige Gewebeveränderungen bis heute nur von einer sehr überschaubaren Anzahl spezialisierter Ärzte und Therapeuten erkannt beziehungsweise beachtet und entsprechend behandelt.

Bei Patienten, die nach langer Leidensgeschichte bei mir Hilfe suchen, stelle ich sehr oft fest, dass die Betroffenen eine Störung im Kieferbereich haben – die sogenannte craniomandibuläre Dysfunktion, kurz CMD. Meist ist den Patienten diese Problematik überhaupt nicht bewusst, geschweige denn, dass sie beispielsweise ihre Rückenschmerzen auf diese Kauapparatsstörung zurückführen würden.

Insofern freue ich mich für Sie, liebe Leserin und Leser, dass Sie in Sachen CMD bereits eine Spur haben, denn Sie halten ja dieses Buch hier in den Händen. Auch wenn sicherlich nicht alles auf das Kiefersystem geschoben werden kann, wird die CMD mit ihren Auswirkungen mittlerweile sowohl in Fachzeitschriften als auch in der Publikumspresse als »Volkskrankheit« bezeichnet. Die gute Nachricht in diesem Kontext ist aber immerhin, dass viele der CMD-Behandlungstechniken von Patienten sehr gut selbst durchgeführt werden können. Nicht immer können diese Maßnahmen die Therapie ersetzen, aber auf jeden Fall ist es sinnvoll, sie therapieunterstützend anzuwenden.

Der Großteil meiner Patienten möchte tatsächlich auch Übungen und Anleitungen für Maßnahmen im Alltag haben, denn die Möglichkeit der Selbstbehandlung bedeutet gleichzeitig, die Kontrolle über die Beschwerden zurückzugewinnen. Aus dieser Erfahrung heraus habe ich diesen Ratgeber geschrieben. Dieser soll von CMD betroffenen Menschen helfen, ihre Kompetenz in Sachen CMD auszubauen – sowohl was das Verständnis als auch das praktische Tun anbelangt

Nun ist es mir bei meiner Arbeit enorm wichtig, nicht isoliert symptomspezifisch zu arbeiten, sondern den Menschen als Ganzes zu betrachten und die Therapie über unterschiedliche Fachdisziplinen ganzheitlich auszurichten. Diesem Leitbild folgt auch dieser Ratgeber. Im Idealfall haben Sie am Ende des Buches viele verschiedene Übungen und Alltagsveränderungen ausprobiert und wissen, welche Übungen gerade bei Ihren speziellen Beschwerden am besten helfen. Auf der Basis dieses Wissens haben Sie sich dann einen eigenen Maßnahmenplan zusammengestellt, wobei es in diesem nicht nur um körperliche Verbindungen geht, sondern auch um die Zusammenhänge zwischen Körper, Geist und Seele.

Es würde mich sehr freuen, wenn dieses Buch Ihnen viele neue und wertvolle Impulse im Umgang mit der CMD gibt. Die Unterstützung durch Ärzte und Therapeuten ist wichtig und richtig, keine Frage. Aber den größten Einfluss auf seine Gesundheit hat nun mal jeder selbst. Jeder muss seinen individuellen Weg finden, wie er mit Beschwerden umgeht und was er gegen sie tut. Und letztendlich kann nur jeder Einzelne diesen gewählten Weg dann gehen. Zur weiteren Hilfestellung habe ich exklusiv für Sie als Leser dieses Buches unter www.DrPfitzer.de/cmd eine kostenlose Onlineplattform eingerichtet. Sie können dort beispielsweise Vorlagen für Ihre Übungspläne und Lebensstilumstellungen sowie die Checkliste »17 Tipps für einen entspannten Kiefer im Alltag« herunterladen und ausdrucken, finden Gutscheincodes und ergänzende Informationen, die den Rahmen dieses Buches gesprengt hätten.

Ich wünsche Ihnen viele gute Erkenntnisse und spürbare Erfolge bei der Umsetzung!

Ihr
Torsten Pfitzer

»Wer glaubt, keine Zeit für seine Gesundheit zu haben, wird früher oder später Zeit für seine Krankheit haben müssen. Wofür entscheidest du dich?«

Sprichwort aus China

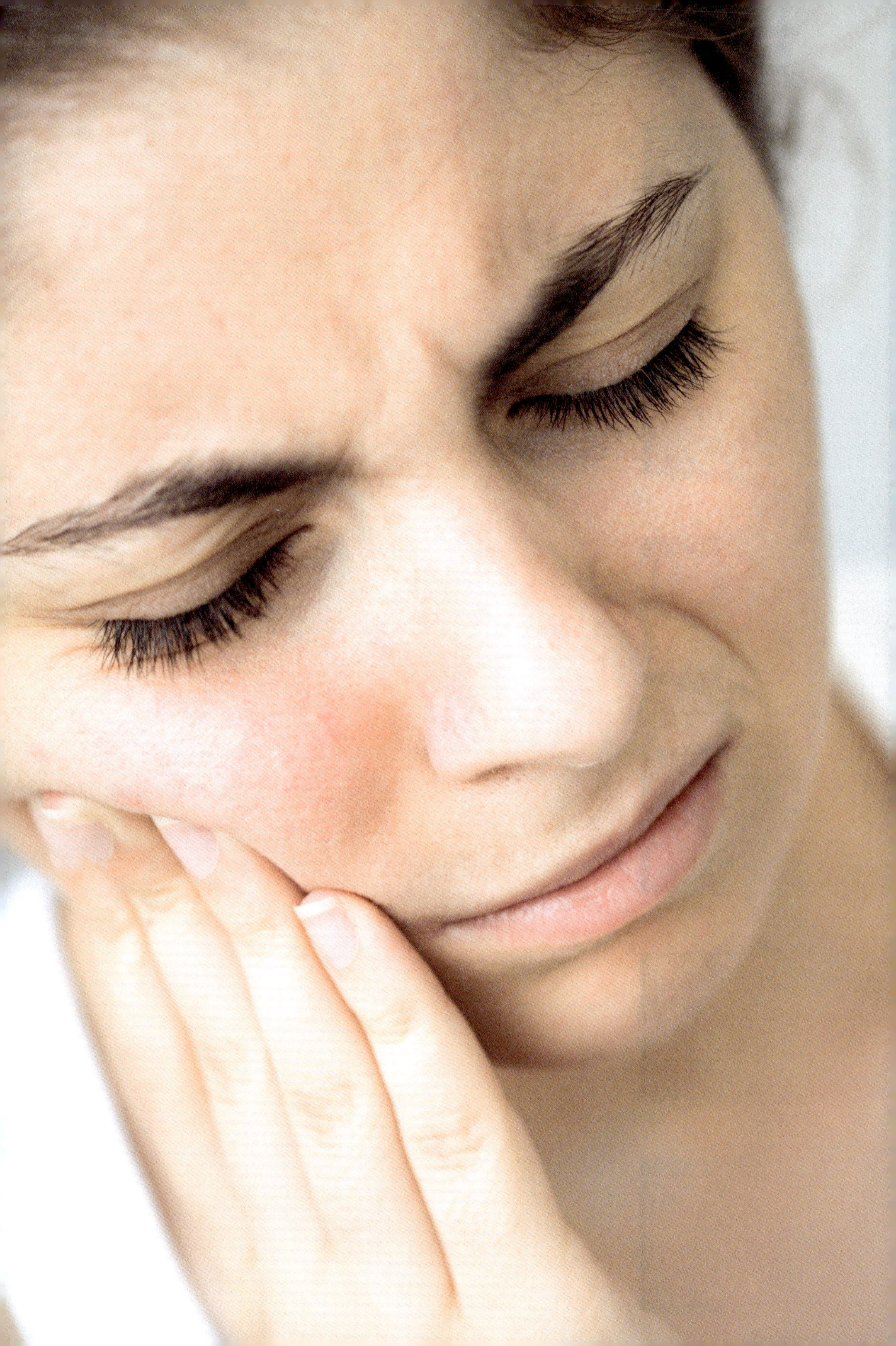

WIE SICH KIEFERPROBLEME AUF DEN KÖRPER AUSWIRKEN KÖNNEN

Die craniomandibuläre Dysfunktion, kurz CMD, ist ein sehr vielschichtiges und komplexes Geschehen mit einer Vielzahl spürbarer Beschwerden, die weit über Zähneknirschen oder Kieferknacken hinausgehen. Letztlich können Symptome in Körperregionen auftreten, die vom Kauapparat weit entfernt liegen. Das folgende Kapitel gibt Ihnen einen Überblick, welche Symptome bei einer CMD auftreten können.

Wer ist betroffen?

CMD steht für craniomandibuläre Dysfunktion. Wie relativ üblich in der Medizin, werden Beschwerden, bei denen nicht 100 Prozent klar ist, was sich wirklich ursächlich dahinter verbirgt, als »Dysfunktion« einer Struktur beschrieben oder als »Syndrom« zusammengefasst. So ist es auch hier. Insofern beschreibt die Bezeichnung streng genommen lediglich eine Funktionsstörung zwischen Cranium, dem lateinischen Wort für Schädel, und der Mandibula, dem Unterkiefer. Diese craniomandibulären Verbindungen sind also ganz einfach unsere Kiefergelenke. So erklärt, hört sich craniomandibuläre Dysfunktion fast schon nach einer lapidaren Problematik an, doch es wäre ein fataler Irrtum, dies so zu sehen.

Es ist zwar relativ schwierig, einheitliche Zahlen zur Häufigkeit der CMD in Deutschland zu finden, aber eines ist sicher: Von CMD betroffen zu sein ist ein vielfach geteiltes Schicksal. Vermutlich liegt die Zahl irgendwo zwischen 7 und 16 Millionen, wobei man von einer ziemlich hohen Dunkelziffer nicht diagnostizierter Personen ausgehen kann. Die Gesellschaft für Zahngesundheit, Funktion und Ästhetik (GZFA) geht davon aus, dass mittlerweile mindestens 20 Prozent der Bevölkerung von behandlungsbedürftigen CMD-Symptomen betroffen sind. Gut ein Drittel knirscht und presst nachts mit den Zähnen, was Funktionsstörungen im Kausystem auslösen oder sogar verstärken kann.

Beschwerdefreiheit als Ausnahme

Info

Manche Erhebungen deuten darauf hin, dass in Deutschland bis zu knapp 80 Prozent der CMD-Patienten an schmerzhaften Beschwerden, wie beispielsweise Kopf- oder Schulterschmerzen, leiden. Diesen Zahlen nach ist es also sogar nur einem kleinen Anteil vergönnt, ohne unangenehme Folgen mit ihrer CMD zu leben.

Besonders oft trifft es Frauen

Auch wenn es eigentlich wenig tröstlich ist: Als Frau mit CMD befinden Sie sich zumindest in zahlreicher Gesellschaft. Denn wie in internationalen Studien gezeigt werden konnte, ist die Zahl der Frauen mit einer Fehlregulation im Kausystem signifikant höher als die der Männer. Die Floskel »geteiltes Leid ist halbes Leid« lässt sich in diesem Fall wohl leider schwer anwenden. Allerdings finden Frauen immerhin schneller eine weibliche Mitstreiterin, wenn sie nach einer gleichgeschlechtlichen Unterstützung für einen Maßnahmenplan in Sachen CMD suchen. Tatsächlich ist es enorm hilfreich, wenn Sie bei Übungen und gegebenenfalls bei Veränderungen im Lebensstil jemanden haben, um sich gegenseitig zu begleiten, zu unterstützen und zu motivieren.

Laut dem Statistikportal Statista gibt es bei Seniorinnen und Senioren ein überdurchschnittliches Auftreten von Kiefergelenkreiben und Druckschmerzen im Kiefergelenk bei Berührung. Auch Einschränkungen in der Unterkieferbeweglichkeit sind ein häufigeres Problem älterer Menschen. Interessant ist allerdings, dass trotz der Zunahme der klinischen Befunde die subjektiven Beeinträchtigungen bei den Seniorinnen und Senioren nicht zunehmen. Man geht heute davon aus, dass mit zunehmendem Alter die Anpassungsfähigkeit des Kausystems ansteigt und die älteren Patientinnen und Patienten eine höhere Toleranz im Bereich der Muskel- oder Kiefergelenkfunktion aufweisen.

Wie entsteht eine CMD?

Tatsächlich gleicht die Ursachensuche bei der CMD einer Detektivarbeit, denn die Fehlregulation kann alle direkt oder indirekt am Kauapparat beteiligten Strukturen umfassen. Die Funktionsstörung kann in den Kiefergelenkstrukturen selbst, durch den Aufbiss der Zähne (Okklusion) oder – relativ häufig – in der Kaumuskulatur entstehen. Doch damit nicht genug. Auch Haltungsabweichungen weiter unten liegender Körperbereiche, wie der gesamten Wirbelsäule oder des Beckens, können verantwortlich sein. Letztlich umfasst der Bereich, in dem die Ursachen der CMD liegen können, den gesamten Körper bis hinunter zu den Füßen. Häufig ist auch ein Zusammenspiel unterschiedlicher Störfaktoren für die Beschwerden verantwortlich, wobei gerade dieses gegenseitige Anstacheln ein wahrer Teufelskreis ist, der letztendlich die wahre Ursache chamäleonartig verschleiert. Entsprechend dem ursächlichen Entstehungsort wird die Situation entweder als ab- oder aufsteigend bezeichnet.

- Absteigend ist die Bezeichnung, wenn der Auslöser der Beschwerden oben im Kausystem, also den Kaumuskeln, den Kiefergelenken oder dem Aufbiss, liegt und sich auf untere Körperbereiche auswirkt. Interessant ist, dass sich das Leben dieser Menschen meist auch mehr im oberen Körperbereich, nämlich im Kopf, abspielt. Das heißt, sie sind eher Denker und Sprecher.
- Aufsteigend ist die Bezeichnung, wenn der Ursprung aus anderen, oft tiefer liegenden Strukturen, wie beispielsweise einer Halswirbelsäulenblockade oder einem Beckenschiefstand, herrührt und diese folglich die Störung im Kausystem bedingt. Bei diesen Personen stehen meist auch eher die unteren Körperbereiche im Vordergrund, die Bewegung ins Leben bringen. Sie sind Macher.

Symptome und Spätfolgen der CMD

Aufgrund der weitreichenden Verknüpfungen bleibt eine CMD oft unerkannt. Oder schlimmer: Es werden zwar Kiefergelenkstörungen festgestellt, die jedoch unbeachtet bleiben, da sie nicht mit den Beschwerden in häufig auch entfernter liegenden Körperstrukturen in Zusammenhang gebracht werden. Eine Auswahl typischer CMD-Symptome finden Sie in der Abbildung.

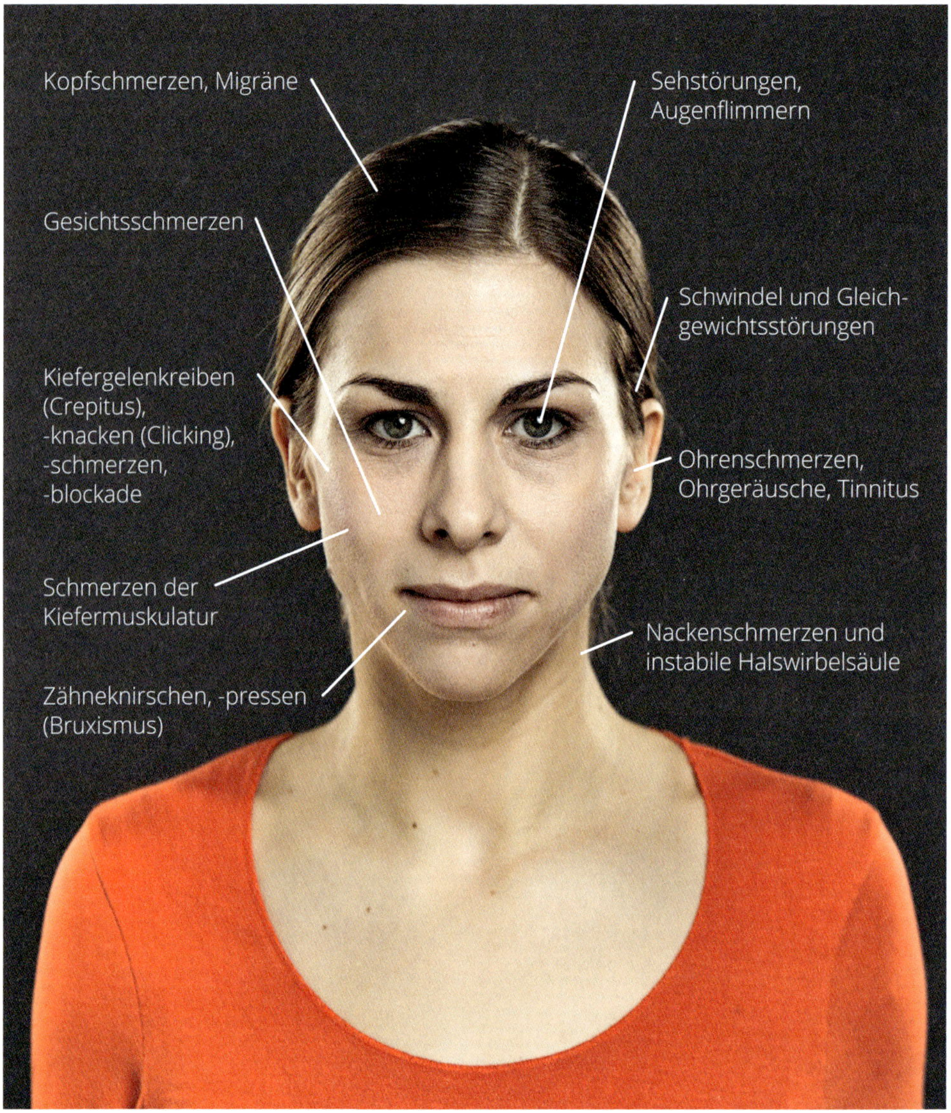

Dies sind typische Symptome und Beschwerden, hinter denen sich ursächlich eine CMD verbergen kann.

Wenn in solchen Fällen eine CMD zugrunde liegt, diese aber übersehen, unzureichend behandelt oder sogar komplett ignoriert wird, so kann es über die Zeit zu Spätfolgen kommen. Diese können bis zu therapieresistenten, chronischen Multierkrankungen reichen, bei denen die Betroffenen dann eine jahrelange Ärzteodyssee durchlaufen, da keiner mehr eine Kauapparatsstörung als ursprünglichen Auslöser im Blick hat. Mögliche Spätfolgen und Langzeitauswirkungen sind beispielsweise:

- Kiefergelenkarthrose mit Gelenksteifheit und eventuell Kiefergelenkarthritis
- Zahnschäden durch starke Abnutzung des Zahnschmelzes (Abrasion)
- Haltungsschäden wie Beckenschiefstand und Verkrümmungen der Wirbelsäule (Skoliose)
- chronische Nacken-, Rücken- und Gelenkschmerzen bis hin zu Fibromyalgie
- Bandscheibenvorfälle
- Nervenreizungen (zum Beispiel Trigeminusneuralgie)
- Karpaltunnelsyndrom
- Organstörungen (zum Beispiel Verdauungs- und Herzfunktionsstörungen)
- Abgeschlagenheit, Leistungs- und Konzentrationsabfall

Warum Betroffene selbst aktiv werden sollten

Grundsätzlich kann man sagen: Je länger ein gesundheitliches Problem besteht, desto länger wird die Lösung desgleichen dauern. Das können Sie sich wie in anderen Lebensbereichen vorstellen – schieben Sie ein Problem vor sich her, ist die Wahrscheinlichkeit groß, dass es nach und nach zu mehr Verstrickungen kommt, das Problem immer größer wird und oft sogar noch weitere Probleme nach sich zieht. Nur selten hilft es, problematische Situationen im Leben einfach auszusitzen. Das gilt für die CMD umso mehr: Wer hier nicht bereit ist, auch eigenverantwortlich etwas an seiner Situation zu verändern, darf kaum mit Spontanheilungen rechnen. Vorbeugen beziehungsweise rechtzeitig handeln ist hier also ausgesprochen sinnvoll, um Langzeitauswirkungen auf die Gesundheit zu verhindern.

Glaubt man Untersuchungen, so sind 80 bis 90 Prozent der Beschwerden des Muskel-Skelett-Apparats durch Störungen der Schädel-Kreuzbein-Verbindung, des sogenannten craniosacralen Systems (Seite 14), verursacht. Und der Großteil dieser Störungen ist wiederum auf den Kauapparat zurückzuführen. Dies verdeutlicht den zunächst sicherlich unerwartet großen Einfluss dieses gemeinhin wenig beachteten Körperbereichs auf den gesamten Organismus und seine enorme Wichtigkeit.

Das craniosacrale System

Das craniosacrale System bezeichnet anatomisch die Verbindung vom Schädel (lateinisch Cranium) bis hinunter zum Kreuzbein (lateinisch Sacrum). Verbunden sind diese beiden knöcherigen Strukturen über einen faserigen Schlauch, die Rückenmarkshaut. Das ist eine das Rückenmark umgebende Verlängerung der Hirnhaut, die sowohl oben an der Schädelbasis als auch am oberen Halswirbel ansetzt, in der Wirbelsäule ohne weitere Verhaftungen nach unten verläuft und erst wieder am Kreuzbein befestigt ist. Innerhalb dieses Systems befindet sich die Hirn- und Rückenmarksflüssigkeit, auch Liquor genannt, die das Nervengewebe mit wichtigen Botenstoffen zur Kommunikation des Körpers mit sich selbst umspült.

Der durch das sanfte Pulsieren dieser Flüssigkeit und die minimalen Bewegungen der 22 Schädelknochen entstehende Rhythmus wird in der Osteopathie »craniosacraler Rhythmus« genannt. Wie eine Welle breitet er sich im gesamten Organismus bis hin in jede Zelle des Körpers aus. Der craniosacrale Rhythmus ist bereits im Fötus vorhanden, weshalb er auch als primäre Atmung bezeichnet wird, im Vergleich zu unserer sekundären Atmung über die Lungen nach der Geburt. Interessanterweise ist er dann später bei unserem Ableben als allerletzte Funktion noch messbar. Dies macht deutlich, dass die Funktionalität des craniosacralen Systems erste Priorität für den Organismus hat, um die Verteilung der Hirn- und Rückenmarksflüssigkeit mit ihren wichtigen Informationsträgern sicherzustellen. Da der craniosacrale Rhythmus also vom Beginn bis zum Ende des Lebens die fundamentale Funktion des Körpers aufrechterhält, nannte der Osteopath Dr. Sutherland ihn auch »breath of life«, also Lebensatem.

Bei der CMD können das Pulsieren und damit die Verteilung der craniosacralen Flüssigkeit durch Asymmetrien der Schläfenbeine, des Keilbeins und des Hinterkopfknochens eingeschränkt sein. Da damit auch Spannungen und Verdrehungen der Hirnhaut verbunden sind, versucht der Körper diese über eine Verdrehung des Rückenmarksschlauchs auszugleichen (siehe Abbildung). Die Folge sind strukturelle Haltungsänderungen in anderen Körperbereichen, insbesondere bei der Wirbelsäule und dem Becken. Das Ziel dieser Kompensation ist eine wieder verbesserte Verteilung der Hirn- und Rückenmarksflüssigkeit und damit unseres »breath of life«.

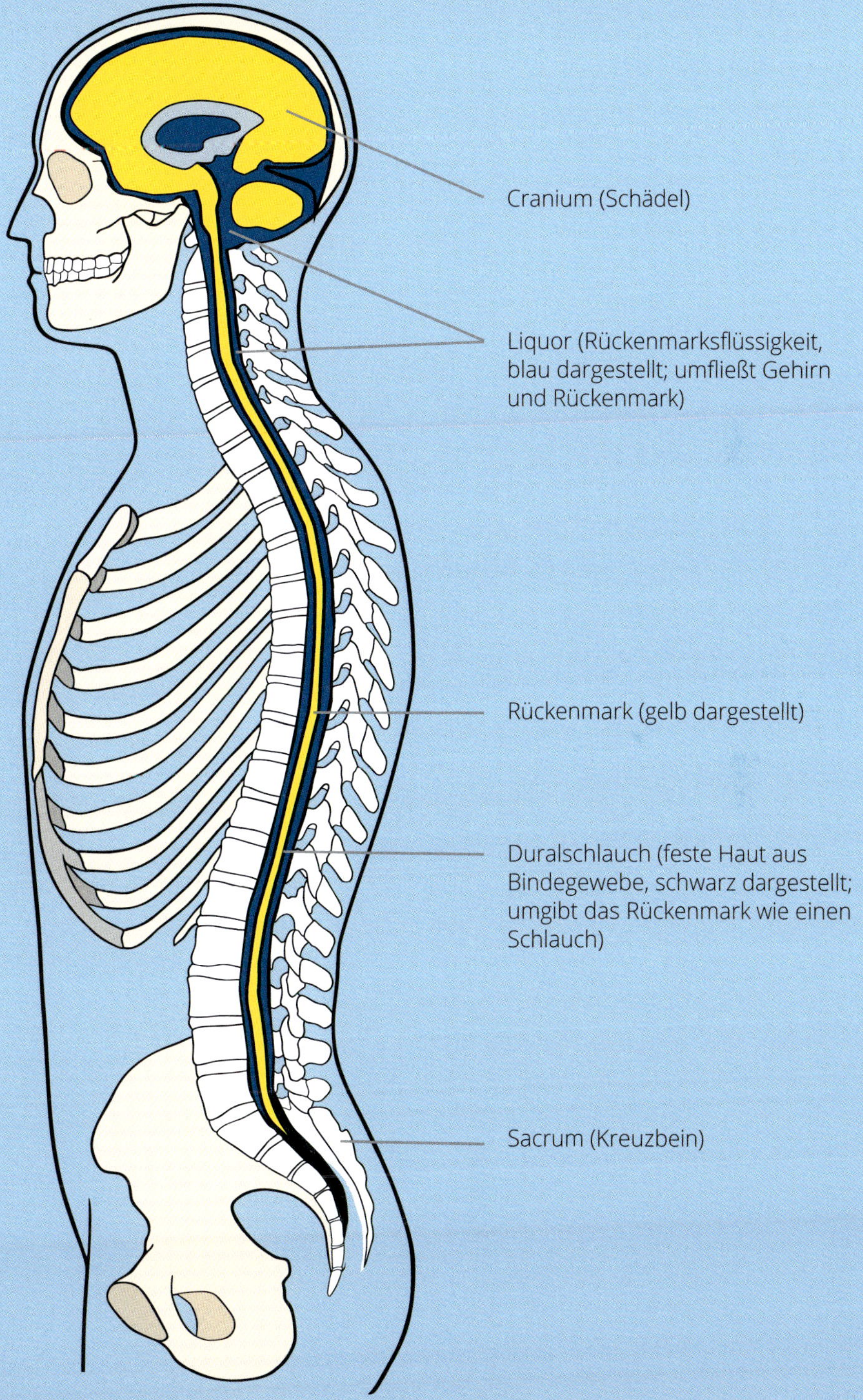
Cranium (Schädel)
Liquor (Rückenmarksflüssigkeit, blau dargestellt; umfließt Gehirn und Rückenmark)
Rückenmark (gelb dargestellt)
Duralschlauch (feste Haut aus Bindegewebe, schwarz dargestellt; umgibt das Rückenmark wie einen Schlauch)
Sacrum (Kreuzbein)

Ursachen und Einflussfaktoren der CMD

Wie bereits kurz angerissen, kann sich eine Funktionsstörung des Kausystems zunächst in drei strukturellen Ebenen manifestieren: im Kiefergelenk selbst, im Aufbiss der Zähne und im Muskel-Faszien-Gewebe der Kaumuskeln. Meist findet sich eine Kombination in allen drei Ebenen, da sich die Funktionsstörungen wechselseitig beeinflussen. Für diese Manifestationen sind jedoch wiederum noch weitere Einflussfaktoren ursächlich, von denen ich Ihnen in diesem Abschnitt die wichtigsten vorstellen möchte.

Nicht nur emotional belastend: Stress

Die Bedeutsamkeit dieses Faktors lässt sich schon ganz einfach aus einer Reihe weitverbreiteter Redewendungen, die wir alle verwenden, klar ablesen: »Da musst du jetzt die Zähne zusammenbeißen«, »Ich habe mich ganz schön in die Sache verbissen«, »Da muss ich mich jetzt durchbeißen«, »Ich habe es zähneknirschend hingenommen.« Und in welchen Situationen kommen einem solche Aussagen aus dem Mund oder an die Ohren? Richtig, wenn es gilt, eine schwierige Phase durchzustehen und es jede Menge Stress gibt.

Eine typische Erklärung für nächtliches Zähneknirschen und -pressen stützt sich daher darauf, dass dadurch die weniger angenehmen Erlebnisse wie Ärger und Stress – beziehungsweise die Vergangenheit an sich – »verarbeitet« werden. Dabei ist es scheinbar egal, auf welcher der drei Ebenen – körperlich, geistig oder seelisch – der Stress stattfindet.

Übertragen auf die CMD könnte man aus den Redewendungen auch schließen, dass Menschen sich über eine hohe Kieferanspannung an etwas festbeißen, versuchen durchzuhalten oder etwas nicht loslassen können. Während der Oberkiefer relativ unbeweglich direkt im Schädel integriert ist, hat der Unterkiefer eine gute Beweglichkeit.

Im Sinne von Krankheit als Symbol steht der Oberkiefer für starre Gedankenmuster, für das Verharren in alten, traditionellen Bräuchen und Verhaltensweisen sowie in der eigenen Komfortzone. Gleichzeitig steht er damit auch für die Familie als stabiles, haltgebendes System. Der Unterkiefer hingegen symbolisiert das Gegenteil: Bewegung, Entwicklung, aktive Umsetzung, (Selbst-)Verwirklichung der in dem Moment anstehenden Wünsche, Ideen und Herausforderungen.

Wenn Sie sich jetzt vor Augen führen, dass diese beiden Kieferanteile gemeinsam agieren müssen, während sie immer wieder aufeinanderstoßen, erkennen Sie bestimmt das Konfliktpotenzial, das sich in Kauapparatsstörungen offenbaren kann. Das ist wie mit zwei Kollegen, die zusammen an einem Projekt arbeiten. Wenn beide generell unterschiedliche Einstellungen und Zielsetzungen haben, wird die Kooperation nicht harmonisch verlaufen, es wird Reibereien geben, und das Projekt wird höchstwahrscheinlich scheitern.

Nicht selten verbirgt sich also hinter der CMD der Wunsch, sich von der Vergangenheit zu »befreien« und seinen eigenen, selbstbestimmten Weg zu gehen. Dies könnte ein Grund sein, warum auch Kinder – im Sinne ihrer Abkapselung von den Eltern – schon relativ häufig mit den Zähnen knirschen. Wird diese Verwirklichung gebremst, kann eine bekannte oder unterschwellige Emotion wie Wut dabei entstehen, die wiederum zu noch mehr Kieferanspannung führt. Der Teufelskreis schließt sich.

Was das »Durchbeißen« betrifft, passiert dies übrigens nicht allein im sprichwörtlich übertragenen Sinn, sondern manchmal im wahrsten Sinne des Wortes. Tatsächlich kommt es immer wieder vor, dass Patienten durch die hohe Kraftentwicklung im Kiefer ihre (provisorischen) Aufbissschienen kaputt beißen. Ist es nicht interessant, worauf uns unser Sprachgebrauch eindeutig hinweist, wobei jedoch die Bedeutung dahinter in den wenigsten Fällen bewusst wahrgenommen wird? Achten Sie auch einmal in anderen Bereichen darauf. Sie werden erstaunt sein, wie offensichtlich der Volksmund die Dinge auf dem Silbertablett präsentiert.

Falscher Aufbiss

Eine andere Ursache für CMD kann ein falscher Aufbiss darstellen. Im Fachjargon wird dieser als »Malokklusion« bezeichnet. Durch Zahnfehlstellungen, fehlende Zähne und Zahnlängendifferenzen, wie zum Beispiel durch Füllungen und Implantate verursacht, kann es durch eine ungleiche Kräfteverteilung zu entsprechenden Frühkontakten mancher Zähne und damit zu Überbelastungen kommen. Zudem versucht der Körper, die Unebenheiten durch Aufeinanderreiben der Zahnreihen abzuschleifen, was zu Zähneknirschen, Zahnschmelzverlust und gegebenenfalls zu einer Bissabsenkung führt. Die durch diesen Kompensationsversuch ausgelösten Spannungen übertragen sich dann weiter auf verbundene Strukturen, wie beispielsweise die Kaumuskulatur und die Kiefergelenke.

Störungen der Zähne

Vom Zahnarzt kennen Sie es bestimmt, dass dieser zweistellige Nummern nennt, um einzelne Zähne des Gebisses zu bezeichnen. Das will ich im Folgenden auch tun, denn bestimmte Zähne können für die CMD ursächlich sein. Speziell Störungen der Zähne mit den Bezeichnungen 17 (das ist der zweite Mahlzahn im rechten Oberkiefer) und 45 (das ist der zweite Backenzahn im rechten Unterkiefer) werden in der Traditionellen Chinesischen Medizin über Meridianbahnen mit den Kiefergelenken in Zusammenhang gebracht.

Und ebenso gilt das für die Zähne mit der Bezeichnung 26, den ersten Mahlzahn im linken Oberkiefer, und 34, den ersten Backenzahn im linken Unterkiefer. Bei Kiefergelenkbeschwerden sollten also insbesondere diese genannten Zähne genauer untersucht werden, um sie als Ursache auszuschließen oder entsprechende Behandlungsmaßnahmen ergreifen zu können.

Direkte Krafteinwirkungen auf den Kiefer

Des Weiteren können beispielsweise auch Stürze, Unfälle beim Sport oder Auffahrunfälle, die mit einem Schleudertrauma verbunden sind, Einflussfaktoren für eine CMD sein. Ist damit eine plötzliche direkte Krafteinwirkung auf den Kiefer verbunden, kann sich das Unterkieferköpfchen

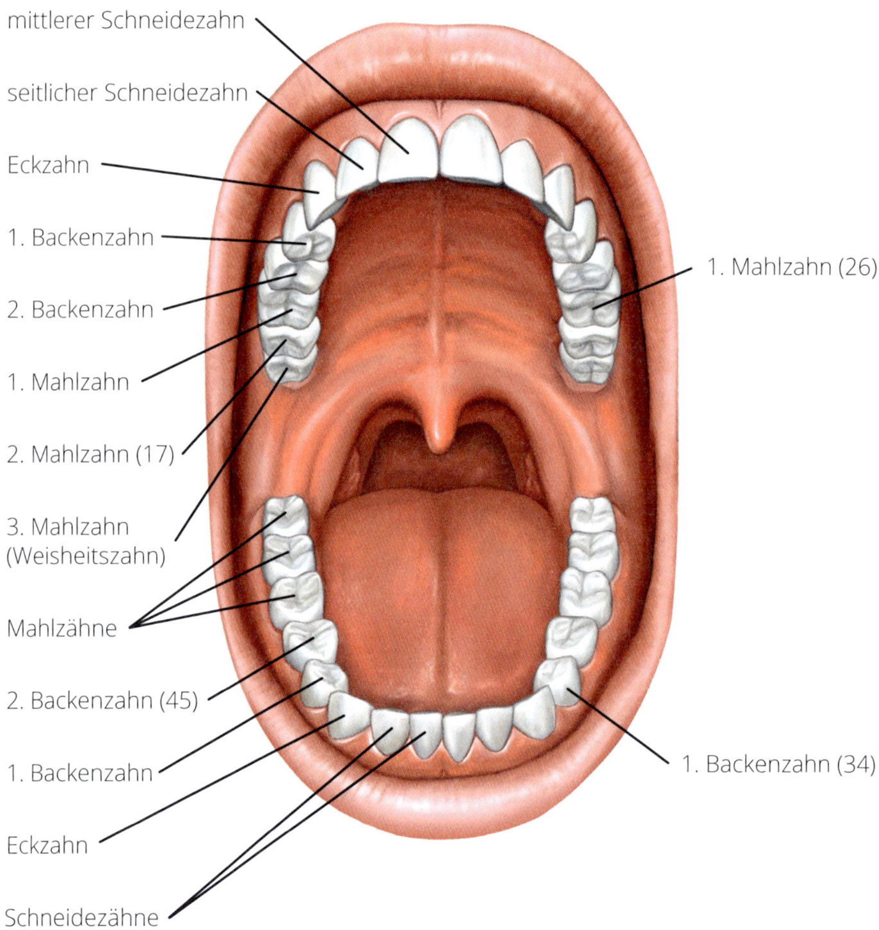

Die Grafik zeigt ein vollständiges Gebiss mit sämtlichen Zahnbezeichnungen, die analog für die andere Gebisshälfte ebenfalls gelten.

im Gelenk verschieben und zu bleibenden Fehlstellungen im Kiefergelenk führen. Veränderungen des Faserknorpels und der Gelenkkapsel sind die Folgen.

Diese Möglichkeit der durch Fehlstellungen bedingten Belastungen führt über kurz oder lang zu dem typischen Reibegeräusch, das in Fachkreisen auch »Crepitus« genannt wird. Die dazugehörige Diagnose lautet »Osteoarthrose«. Wenn in seltenen Fällen zu den Knorpelveränderungen noch schmerzhafte Entzündungsprozesse hinzukommen, spricht man von der »Osteoarthritis«.

Muskuläre Spannungen und Verhärtungen

Verspannte und verhärtete Kaumuskeln sind weitere Einflussfaktoren, die sich bei vielen Menschen bemerkbar machen, indem bestimmte Punkte bei Druck schmerzen. Der Schmerz kann dabei ausstrahlen oder auch nicht. Die Spannungen und Verhärtungen entstehen entweder direkt im Kausystem, wie bei der absteigenden CMD, oder sind dadurch bedingt, dass sich andere Körperbereiche im Ungleichgewicht befinden, wie bei der aufsteigenden CMD. Die Variante für die absteigende CMD kann zum Beispiel durch langes Aufhalten des Mundes bei zahnärztlichen Eingriffen, durch Spritzen, häufiges Kaugummikauen oder auch Spielen eines Blasinstrumentes mit nach vorn geschobenem Unterkiefer angestoßen werden.

Bei der aufsteigenden CMD werden Spannungen, beispielsweise eines Beckenschiefstands, über das craniosacrale System und die Muskel-Faszien-Ketten (Seiten 14 und 33) weitergeleitet und auf die Kaumuskulatur übertragen. Über diese Wirbelsäulen-Kausystem-Verbindung können durch die Regulation von Asymmetrien also Zähneknirschen und eine CMD ausgelöst werden.

Fehlhaltung »Upper Cross«

Wie schon einige Male erwähnt, werden muskuläre Ungleichgewichte, die durch Fehlhaltungen entstehen, bis ins Kausystem fortgeleitet. Eine extrem weitverbreitete und deshalb oft schon als normal angesehene Fehlhaltung wird unter Fachleuten als »Upper Cross« bezeichnet. Dabei ist die Halswirbelsäule nach vorn geschoben, und der Kopf muss zwangsläufig nach hinten dagegenziehen, um die Blickhorizontale zu sichern. Dies ist auch für den Gleichgewichtssinn wichtig. Viele Menschen sitzen in dieser vorgeschobenen Haltung vor dem Computer, oft wird diese durch eine eingeschränkte Sehfähigkeit noch verstärkt. Manchmal führt diese »Hans guck in die Luft«-Haltung dazu, dass sich der Unterkieferkopf im Gelenk hinter die Gelenkscheibe schiebt und damit das Kiefergelenk in seiner Funktion stört. Zusätzlich wird die beim »Upper Cross« zwangsläufig erhöhte Muskelspannung des oberen Nackens durch einen erhöhten Tonus der Kaumuskulatur beantwortet – so entsteht eine Gegenbalance, was die Situation noch verschärft.

Blockaden der Wirbelsäule

Weitere mögliche Auslöser können verschiedene Arten von Blockaden im Lenden-, Brust- oder Halswirbelsäulenbereich sein. Häufig zu finden sind zum Beispiel Verschiebungen der beiden obersten Halswirbel Atlas und Axis, die den Kopf tragen und wichtig für die wechselseitige Kommunikation zwischen dem Gehirn und dem Rest des Körpers sind. Da sich insbesondere auf Höhe des zweiten Halswirbels eine wichtige Integrationsstelle des Nervensystems befindet, können sich hier befindliche Blockaden leicht auf den Kauapparat übertragen.

Nervenreizungen

In der Folge von Wirbelsäulenblockaden und räumlichen Engpässen von Nervendurchgängen kann es in manchen Fällen zu Nervenreizungen kommen. Wenn zum Beispiel der Trigeminusnerv davon betroffen ist, können funktionelle und später auch strukturelle Störungen im Kausystem auftreten, denn dieser Nerv steuert zu einem wesentlichen Teil die Kieferpartie und die Kaumuskulatur an. Wo genau sich der Trigeminusnerv befindet und welche Verbindungen zwischen ihm und der Fehlfunktion des Kauorgans besteht, erfahren Sie auf Seite 32 im Abschnitt »Wie sich Störungen des Kiefers auswirken«.

Bewegungseinschränkungen der Schädelknochen

Unser Schädel ist kein starres System, wie es dem ersten Eindruck nach scheinen mag. Ähnlich wie die tektonischen Platten in der Erdkruste ist auch der Schädel in dem Sinne flexibel, dass alle Schädelknochen minimalste Bewegungen in definierte Richtungen ausführen. Da die Hirnflüssigkeit pulsiert, ist die Beweglichkeit des Schädels wichtig, damit sich dieser dem Rhythmus der Hirnflüssigkeit anpassen kann (Seite 14). Umgekehrt ist es problematisch, wenn Bewegungseinschränkungen und leichte Verschiebungen von Schädelknochen vorliegen – insbesondere des sogenannten Keilbeins, des Hinterkopfknochens und der Schläfenbeine. Tatsächlich können hohe muskuläre Schädelspannungen und Unfälle mit Beteiligung des Kopfes einzelne Schädelknochen einschränken, aber auch beispielsweise feste kieferorthopädische Korrektursysteme können für eine verminderte Beweglichkeit verantwortlich sein. Häufig hat eine CMD auch mit fixierten Spangen oder sogenannten Retainern zu tun, die mehrere Zähne, durch einen Draht verbunden, in ihrer Position halten sollen. Im Rahmen der CMD kann dies für die beiden Oberkieferhälften relevant sein, wenn deren natürliche minimale Bewegung teilweise oder komplett verhindert wird. Denn gemäß des craniosacralen Rhythmus (Seite 14) sollten sich die linke und rechte Hälfte des Oberkiefers, vereinfacht dargestellt, wie die Flügeltüren mancher Autos gemeinsam nach oben und unten bewegen können – nur eben minimal. Ist diese Bewegung verhindert, setzt sich die Einschränkung fort, beeinträchtigt die Kiefergelenkfunktion, und es kann zu typischen CMD-Beschwerden kommen.

Stauungen des Kopflymphsystems

Bei Stauungen der Lymphflüssigkeit im Kopf-Hals-Bereich kann es leicht zu einem Rückstau kommen, was den lymphatischen Abfluss im Kaumuskelgewebe behindert. In der Folge werden Abfallprodukte des Stoffwechsels nicht mehr richtig aus dem Kaumuskelgewebe abtransportiert, sie sammeln sich an, führen zu Funktionsstörungen der Muskulatur und in letzter Konsequenz zu Problemen des gesamten Kiefersystems. Solch eine Lymphstauung kann zum Beispiel durch eine eingeschränkte Beweglichkeit und Funktionsfähigkeit des craniosacralen Systems (Seite 14) oder auch durch Verspannungen im Nacken kommen. Durch Stimulation bestimmter Reflexpunkte – Fachbegriff »neurolymphatische Reflexpunkte« – kann die Entgiftung durch die Lymphe stimuliert und eine Stauung im Kopfbereich wieder in Gang gebracht werden.

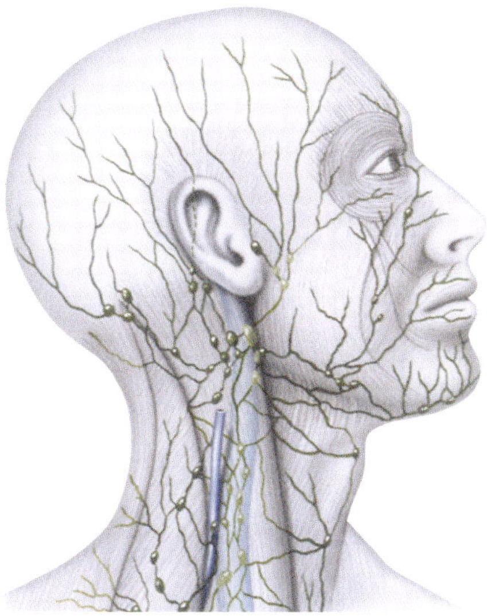

Wie ein feines Geäst zieht sich das Lymphsystem durch unseren ganzen Körper.

Störfelder im Kieferbereich

Ursachen für typische CMD-Beschwerden können auch Störfelder im Kieferbereich sein. Diese sind weniger offensichtlich, daher bleiben sie häufig unentdeckt. Vernarbungen, beispielsweise nach gezogenen Zähnen (häufig Weisheitszähne), oder dauerhaft entzündliche Bereiche wie bei wurzeltoten Zähnen stellen solche möglichen Störfelder dar. Diese Entzündungen sind in vielen Fällen für die betroffene Person überhaupt nicht spürbar. Auch künstlich in den Mundraum eingebrachte Substanzen können als Störfelder wirken. Es können hier zum Beispiel Unverträglichkeiten auf Kunststoffkleber und Schwermetallbelastungen durch Zahn- und Wurzelfüllungen mit Amalgam auftreten.

Mangelnde Nährstoffversorgung

Ein weiterer Einflussfaktor ist die Nährstoffversorgung. Empirische Beobachtungen zeigen, dass es spezielle Beziehungen zwischen Nährstoffdefiziten und Muskeldysfunktionen gibt. Die bei einer CMD erhöhten Kaumuskelspannungen stehen mit einem Mangel an Vitamin C und E, an Betakarotin als Vorstufe zum Vitamin A und an den Spurenelementen Selen und Jod in Zusammenhang. Das bedeutet: Werden einer oder mehrere speziell dieser genannten Nährstoffe nicht in ausreichender Menge dem Organismus zugeführt, so entsteht über kurz oder lang ein Mangel. Die Kaumuskulatur erhält damit nicht die Bausteine, die sie für eine optimale Funktion benötigt. In der Folge verspannt und verhärtet sie sich, und es kann zu Funktionseinschränkungen, Schmerzen und letztendlich einer CMD kommen.

Hormonelle Störungen

Im Verdacht, eine CMD auslösen zu können, stehen auch hormonelle Störungen. Höchstwahrscheinlich sind ein Mangel der Geschlechtshormone Östrogen und Progesteron hier der größte Risikofaktor. Folglich sind hiervon insbesondere Frauen nach den Wechseljahren betroffen, wenn durch die hormonelle Veränderung nicht mehr genügend weibliche Geschlechtshormone produziert werden. Tatsächlich scheinen Gelenkstrukturen wie Knorpel, Kapsel und die Gelenkflüssigkeit von dem Hormonmangel betroffen zu sein. So tritt beispielsweise die Arthrose im Wurzelgelenk des Daumens deutlich häufiger bei Frauen auf, weswegen auch hier Östrogenmangel als Faktor diskutiert wird. Und ebenso scheinen auch im Fall der CMD strukturelle Veränderungen mit hormonellen Störungen in Verbindung stehen zu können, was schließlich zu einer gestörten Funktion der Kiefergelenke führt.

Manchmal trügt der Schein

Info

Umgekehrt kann eine Kiefergelenkproblematik aber auch durch andere Erkrankungen lediglich vorgegaukelt werden. Tatsächlich liegen den sehr ähnlichen Symptomen dabei jedoch andere Ursachen zugrunde. Hierzu zählen beispielsweise Nervenschmerzen oder Infektionen der Ohren, der Zähne, der Nebenhöhlen, der Speicheldrüse oder tumorartige Veränderungen.

Experteninterview – Blickwinkel der ganzheitlichen Zahnmedizin

Dr. med. Heidrun Weinert ist Expertin auf dem Gebiet der ganzheitlichen Zahnmedizin und CMD. In dem Experteninterview gibt Dr. Weinert Einblick, wie die ganzheitliche Zahnmedizin das Krankheitsbild der CMD sieht.

1. **Wie befasst sich ein Zahnarzt generell mit dem Thema CMD?**
Nicht jeder Zahnarzt befasst sich mit der CMD, denn es bedarf einer speziellen, relativ aufwendigen Ausbildung. In der Regel informiert ein Zahnarzt zum Beispiel auf seiner Website darüber, wenn die CMD-Behandlung zu seinem Spektrum gehört. Neben der Ausbildung ist vor allem viel Erfahrung notwendig, denn jeder Patient ist anders und benötigt daher ein individuelles Vorgehen.

2. **Welche der verschiedenen Ursachen einer CMD sehen Sie am häufigsten in Ihrer Praxis?**
Stress in Kombination mit ungenauen Zahnfüllungen und ungenauem oder altem Zahnersatz. Aber sehr oft sind auch kieferorthopädische Behandlungen ursächlich, manchmal treten die Beschwerden erst 20 Jahre danach oder sogar noch später auf. Besonders häufig ist das der Fall, wenn Zähne entfernt wurden. Stress und eine unbewusste Lebensweise sind jedoch klar die Hauptursachen der CMD. Die Entwicklung zu einem immer schnelleren, oberflächlichen Leben korreliert auch mit der ansteigenden Häufigkeit der CMD, die nicht nur ich in meiner Praxis feststelle, sondern auch andere Zahnärzte.

3. **Was sind die häufigsten Beschwerden, unter denen der Großteil Ihrer CMD-Patienten leidet?**
Die meisten Patienten klagen über Beschwerden an der Kau - und Gesichtsmuskulatur, über Zahnschmerzen, oft verbunden mit Pressen und Knirschen, und eine eingeschränkte Mundöffnung. Kopf- und Nackenschmerzen, Schulter- und Wirbelsäulenbeschwerden sowie Ohrprobleme, wie Schwerhörigkeit, Ohrgeräusche oder Tinnitus, reihen sich gleich dahinter ein. Auch psychische Veränderungen spielen eine Rolle. Seltener kommen Symptome wie Schwindel, Augenprobleme oder Taubheitsgefühle in Armen und Beinen vor, aber auch sie können zum Erscheinungsbild der CMD gehören. Weitere mögliche Ursachen können ebenso Schnarchen und Schlafstörungen sein.

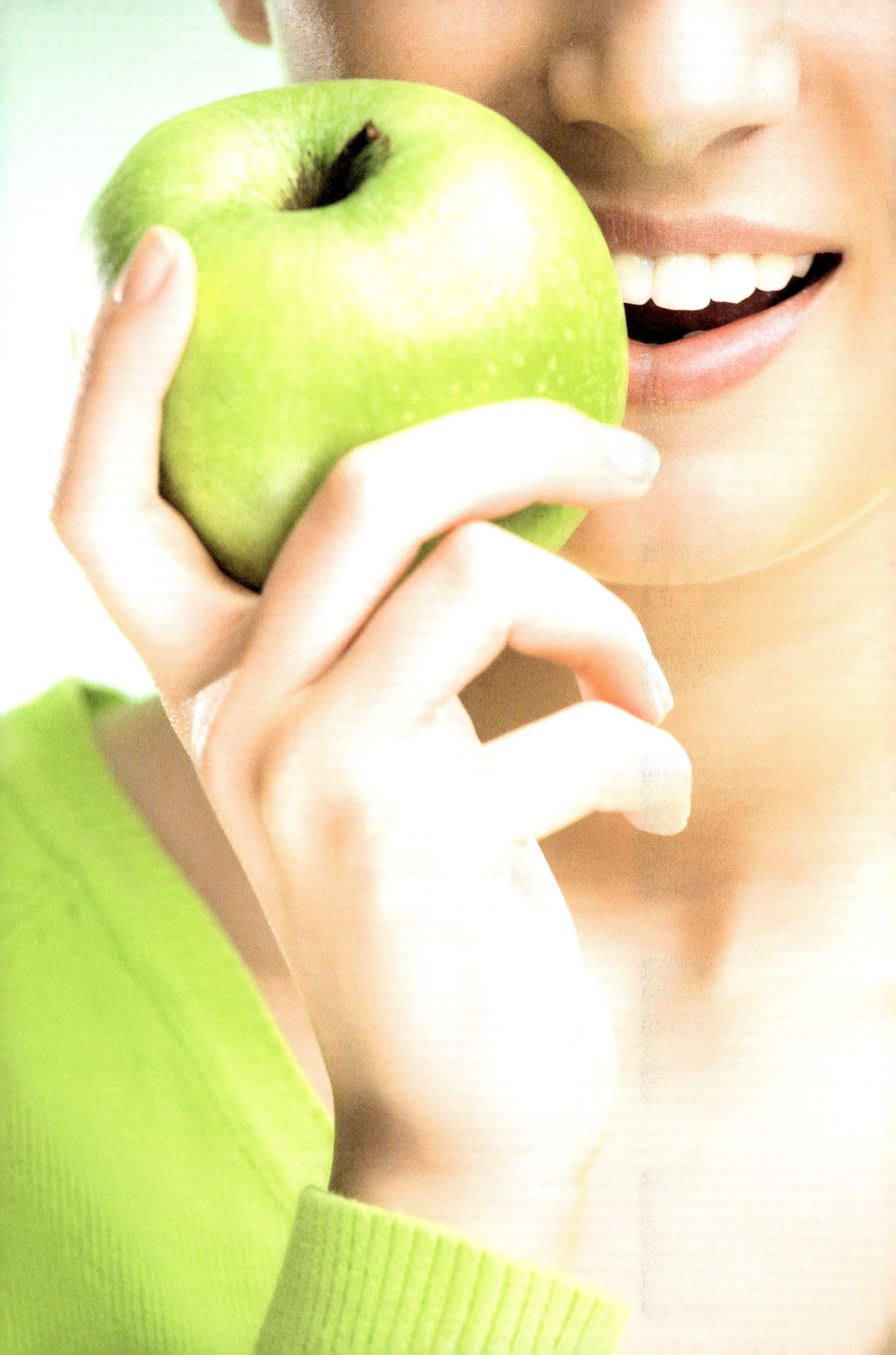

UNSER KAUSYSTEM UNTER DER LUPE

Untersuchungen zeigen, dass Übungen effektiver sind, wenn der Übende die anatomischen und physiologischen Hintergründe kennt und weiß, was er damit erreichen möchte. Zum besseren Verständnis, besonders auch in Bezug auf die späteren Übungen zur Selbstbehandlung, möchte ich Ihnen nun einen Überblick darüber verschaffen, wie unser Kausystem anatomisch aufgebaut ist, wie es seine Funktionen erfüllt und über welche Verbindungen es mit anderen Körperbereichen »kommuniziert«.

Die Bestandteile des Kausystems

Die Zähne bringt wohl jeder sofort in Verbindung mit dem Begriff »kauen«. Aber wussten Sie zum Beispiel, dass Ihre Zähne beweglich sind? Zwar minimal beweglich, dennoch ist diese Beweglichkeit sehr wichtig. In der Osteopathie spricht man in Bezug auf die Zahn-Kieferknochen-Verbindung auch von »craniosacralen Gelenken«, also einer gewissermaßen flexiblen, an den Gesamtorganismus angeknüpften Verbindung. Vielleicht haben Sie selbst oder bei Bekannten schon beobachtet, dass sich Zähne über das gesamte Leben hinweg noch verschieben oder drehen können, was oft auf bestimmte Lebenssituationen zurückgeführt werden kann.

Sie sehen, dass das Kausystem und seine Bestandteile interessante Geheimnisse in sich tragen. Insgesamt setzt sich das Kausystem aus vier Bestandteilen zusammen, einer davon sind die Zähne, die anderen drei stelle ich Ihnen im Folgenden vor.

Die Kieferknochen und -gelenke

Wie Sie täglich beim Essen spüren, besitzen Sie einen Oberkiefer- und einen Unterkieferknochen, in denen jeweils die Zahnreihen verankert sind. Das Kiefergelenk wird allerdings durch den Unterkieferknochen und das Schläfenbein gebildet (siehe Abbildung). Es liegt unmittelbar vor dem äußeren Gehörgang. Zwischen dem Kopf des Unterkiefers und der oberen Gelenkpfanne des Schläfenbeins liegt eine faserknorpelige Gelenkscheibe, die an der Kapsel befestigt ist und die Gelenkhöhle in zwei Kammern teilt. Sie dient als Gleitfläche und kann eine wesentliche Rolle bei

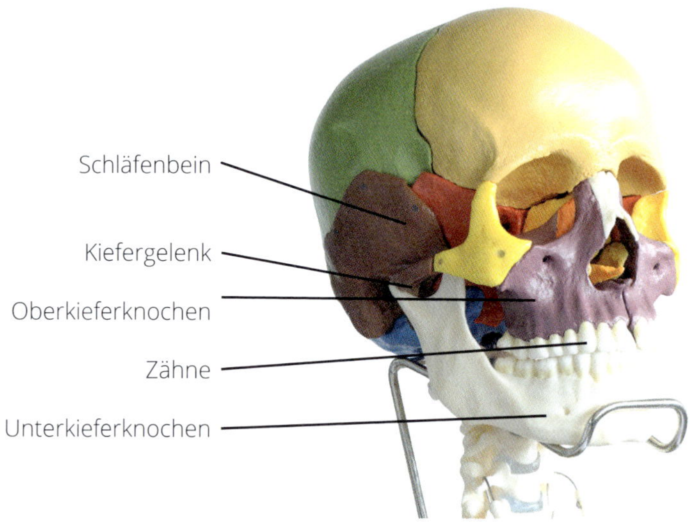

Neben den Zähnen sind vier der knöchernen Bestandteile des Kopfes für den Kiefer relevant: Schläfenbein, Kiefergelenk, Oberkieferknochen und Unterkieferknochen.

Kiefergelenkproblemen spielen – im Laufe des Buchs wird darauf noch eingegangen werden. Befestigt ist die das Kiefergelenk umgebende Kapsel direkt am Schläfenbein im Mittelohrbereich, was den Zusammenhang verschiedener Ohrproblematiken bei einer CMD erklärt. Das Kapselgewebe ist vergleichsweise elastisch, wodurch Störungen bis hin zum Ausrenken, besonders bei weiter Mundöffnung, begünstigt werden können. Damit dennoch eine gewisse Stabilität gewährleistet ist, wird das Kiefergelenk durch fünf verschiedenartig angeordnete Bänder verstärkt.

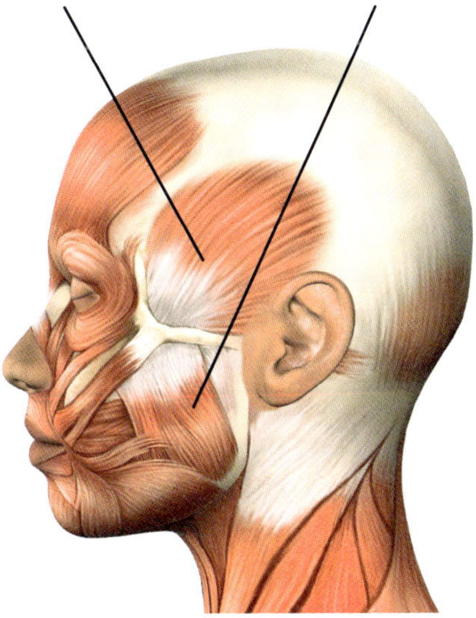

Die wichtigsten oberflächlichen Kaumuskeln sind der Masseter- und der Schläfenmuskel.

Die Kaumuskulatur im Überblick

Um das Öffnen, Schließen und alle anderen Bewegungen im Kiefergelenk zu ermöglichen, bedarf es gewisser Kräfte, die über die Kaumuskulatur erbracht werden. Man unterscheidet zwischen den oberflächlichen und den tiefen Kaumuskeln. Dabei sind zwei der oberflächlichen Kaumuskeln vor allen Dingen damit beschäftigt, den Mund zu schließen. Sie können die Muskelanspannung beim Zusammenbeißen gut spüren, wenn Sie Ihre Finger an den Kiefer und die Schläfen legen. Tatsächlich spürt man so bereits die Kraft dieser Muskeln gut, allerdings ist ihr Potenzial noch beeindruckender.

Masseter – der stärkste Kaumuskel

Der große Kaumuskel (lateinisch *Musculus masseter*), auch Masseter genannt, ist der mächtigste Kaumuskel und erbringt etwa die Hälfte der Kauleistung. Der Masseter entfaltet die größte biomechanisch übertragene Hebelkraft der menschlichen Muskeln und ist im Verhältnis zu seiner Größe der stärkste Muskel des Menschen. Da kann selbst der besonders von uns Männern so gern als Symbol der Stärke vorgezeigte Bizeps einpacken.

Temporalis – der Schläfenmuskel

Der zweite große oberflächliche Kaumuskel, der Schläfenmuskel *Musculus temporalis*, ist der größte der vier Kaumuskeln und, isoliert betrachtet, zwar stärker als der Masseter, jedoch ist die von ihm entfaltete Hebelkraft des Kieferschlusses im Vergleich geringer.

Die Gruppe der tiefen Kaumuskeln

Die tiefen Kaumuskeln sind weniger kräftig als die oberflächlichen Kaumuskeln. Sie sind unter anderem auch am Mundschluss beteiligt, ermöglichen jedoch insbesondere die Öffnung und Seitenverschiebung des Unterkiefers. Damit haben die tiefen Kaumuskeln einen wesentlichen Einfluss auf die Unterkieferstellung und damit auf die Kiefergelenke. Zwei davon werden als mittlerer und seitlicher Flügelmuskel bezeichnet. Sie befinden sich im hinteren Mundbereich.

Die Muskeln im Mundboden

Die den Mundboden bildenden Muskeln werden zwar nicht direkt zur Kaumuskulatur gezählt, sind aber an der Mundöffnung beteiligt und werden an dieser Stelle mit genannt, da sie in Verbindung mit einer CMD oft verspannt sind.

Die Rolle der Nerven

Im Rahmen des Themas CMD ist insbesondere der Trigeminusnerv von Bedeutung. Dieser wird auch »Drillingsnerv« genannt, entspringt im Gehirn und teilt sich in seinem Verlauf, wie der Name »Tri-« schon aussagt, in drei Anteile. Davon sind in unserem Fall wiederum besonders die beiden Äste von Bedeutung, die den Oberkiefer- und Unterkieferbereich ansteuern. Konkreter sind damit die Kaumuskulatur, die Muskeln im Mundboden, die Gelenkkapseln und die Zähne gemeint. Alle Kaumuskeln, sowohl die oberflächlichen

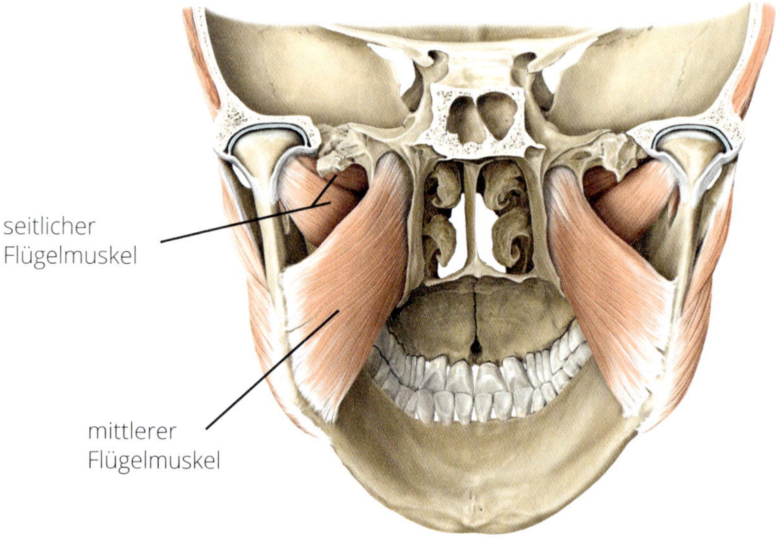

Der Schädel, von schräg hinten betrachtet, zeigt, wie die beiden tiefen Kaumuskeln im Kiefer verlaufen.

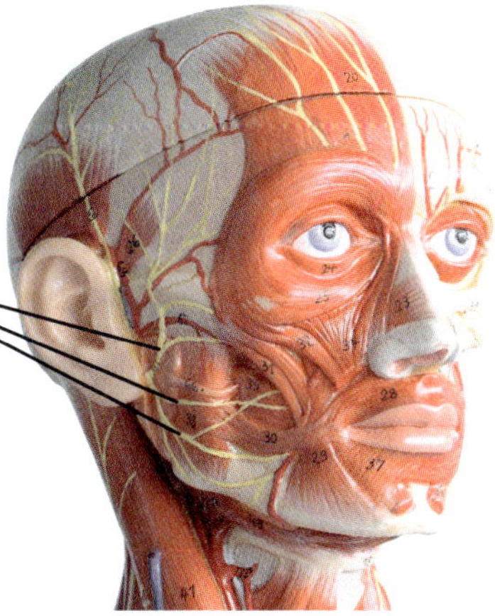

Der Trigeminusnerv zieht sich wie das lymphatische System fein verästelt durch den Kopf (gelb dargestellt).

als auch die tiefen, sowie die Gelenkkapseln werden durch den Unterkieferast des Nervs angesteuert.

Aufgrund anatomischer Gegebenheiten kann der Trigeminusnerv an bestimmten Stellen seines Verlaufs durch leichte Knochenverschiebungen zusammengedrückt werden, was ihn in seiner Signalweiterleitung stören kann. Das Resultat sind Probleme in den vom Nerv angesteuerten beziehungsweise versorgten Strukturen im Kieferbereich. Zudem tritt der auslösende Reiz immer wieder auf, wenn der Kiefer bewegt wird, sodass diese Abläufe über die Zeit zu chronischen Krankheiten führen können.

Das Zusammenspiel von Kiefergelenk und Co.

Beim idealtypischen Zusammenspiel sind die Zahnkontakte harmonisch, die Kiefergelenke seitengleich stabil positioniert, die Bewegung des Unterkiefers verläuft störungsfrei, die Kaumuskulatur und alle Strukturen des craniomandibulären Systems sind entspannt. Erst das Zusammenwirken all dieser Strukturen macht das Kausystem zu einem echten System, das im optimalen Fall – im wahrsten Sinne des Wortes – reibungslos funktioniert. Zur Koordination des Zusammenspiels bedient sich der Körper eines komplexen Regelkreises, der über Sensoren fortlaufend Muskelspannungen, Gelenkstellungen, Bänder- und Kapseldehnungen registriert. Diese gesammelten Informationen werden an das Gehirn gemeldet, wo sie verarbeitet und abgeglichen werden. Anschließend sendet dieses innerhalb von Sekundenbruchteilen über Nervenbahnen wieder Rückmeldung zur Anpassung der jeweiligen Strukturen aus. Diese optimale Funktion ist deshalb bedeutungsvoll, da der Kauvorgang täglich ja ausgesprochen häufig ausgeführt wird.

Hiermit schließt sich eine wichtige Frage an: Wie oft kauen wir eigentlich im Leben? Dazu habe ich tatsächlich einmal meine eigenen Kauvorgänge pro Mahlzeit gezählt. Das war sehr spannend, ich kann Ihnen nur empfehlen, dies auch einmal zu tun! Sie werden merken, wie bewusst Sie plötzlich kauen. Mehr dazu finden Sie übrigens im Kapitel »Mit Lebensstilveränderungen der CMD entgegenwirken« Seite 65.

Bei angenommenen 80 Lebensjahren, viermal täglichem Essen (die üblichen drei Hauptmahlzeiten plus Kleinigkeiten) und 600 Kauvorgängen pro Mahlzeit (meine eigene experimentelle Kauerfahrung mit optimalem 40-mal Kauen pro Bissen) ergibt sich folgende Rechnung:

- 600 Kauvorgänge pro Mahlzeit x 4 Mahlzeiten = 2400 Kauvorgänge pro Tag
- 2400 x 365 Tage = 876 000 Kauvorgänge pro Jahr
- 876 000 x 80 Lebensjahre = 70 080 000 Kauvorgänge pro Leben

Über 70 Millionen Mal – so oft treffen also die Kauleisten allein beim Essen aufeinander, wobei jedes Mal eine Kraft von durchschnittlich 100 Kilogramm auf Zähne und Kiefer wirkt. Am Tag sind das sage und schreibe beeindruckende 160 Autos, die auf unseren Kauapparat pressen, wenn man dieses Gewicht einmal umrechnet. Aber damit nicht genug. Beim meist nächtlichen Zähneknirschen kann sich der Druck sogar noch auf das Vier- bis Fünffache erhöhen und somit wie ein Mahlwerk nicht nur Nahrung, sondern mit der Zeit auch durch die zerstörerischen Kräfte die Zähne selbst zermalmen.

Der Mensch in der Beißkrafthitparade

Info

Zwar ist das menschliche Beißvermögen durchaus beeindruckend. Allerdings liegen wir Menschen in der Beißkrafthitparade im Vergleich zu anderen heute lebenden Tieren jedoch gerade einmal auf dem müden Platz sechs. Für die Neugierigen unter Ihnen: Angeführt wird die Liste tatsächlich vom gefürchteten Weißen Hai. Umgerechnet auf das Körpergewicht, sieht es da für den Menschen schon einen Tick besser aus. Hier landet dieser immerhin auf Platz fünf, gemeinsam mit dem Wolf.

Die biomechanische Perspektive

Schauen wir uns den biomechanischen Auf-und-zu-Bewegungsvorgang ein wenig genauer an: Bei der Mundöffnung ziehen die Kaumuskeln die Köpfe des Unterkiefers im Gelenk nach vorn und unten, beim Schließen gleiten diese dann wieder über die Gelenkscheibe zurück nach hinten in die Gelenkpfanne des Schläfenbeins. Wie bedeutsam es ist, dass dieser Ablauf gut funktioniert, wird deutlich, wenn man sich vorstellt, dass dieses nicht mehr der Fall wäre.

Im Falle von Fehlstellungen, Kapsel- oder Bänderstörungen können die Gelenkscheiben tatsächlich zu weit nach vorn rutschen. Springen sie dann beim Mundöffnen mit einem Ruck zurück, vernimmt man ein Knacken, das auch als »Clicking« bezeichnet wird – einigen Lesern wird dieses wahrscheinlich schon bekannt sein. Das ist jedoch noch eine harmlose Störung des Ablaufs, es sind schlimmere Situationen denkbar. Übermannt jemanden beim Essen etwa eine ausgesprochene Gier und nimmt er einen viel zu großen Bissen, so kann es im Extrem zur Kiefersperre kommen – auch beim Gähnen mit weit aufgerissenem Mund kann das passieren. Die Kiefersperre wird sich nicht von selbst lösen. Die betreffende Person muss sich von einem Facharzt das Kiefergelenk wieder einrenken lassen. Andersherum bekommt ein Mensch den Mund nicht mehr auf, wenn sich die Gelenkscheibe vor dem Gelenkkopf einhakt. Das nennt man »Kieferklemme«.

Kiefersperre und Kieferklemme treten also üblicherweise im bereits fortgeschrittenen Stadium einer Kiefergelenkstörung auf, sodass es in diesen Fällen höchste Zeit ist, sich untersuchen zu lassen und nachhaltig etwas dagegen zu unternehmen.

Die Spee'sche Kurve

Seitlich betrachtet, bilden beim Aufbiss die Berührungsflächen der Zähne eine von den Eckzähnen nach hinten zu den oberen Backenzähnen führende leichte Kurve, die bei Verlängerung an die Kiefergelenke führt. Die Zahnreihen sollten idealerweise auch bei Kieferbewegungen in ständigem Kontakt stehen können. Wenn dem so ist, wird dieser Zustand als »Spee'sche Kurve« bezeichnet, wobei diese tatsächlich eine evolutionäre Errungenschaft des jungen *Homo sapiens* ist. Im Vergleich zu unseren Vorfahren haben wir deutlich kürzere Kiefer, was einerseits attraktiver wirkt und andererseits natürlich auch einen funktionellen Aspekt hat. Denn die dadurch nun mögliche Spee'sche Kurve bestimmt

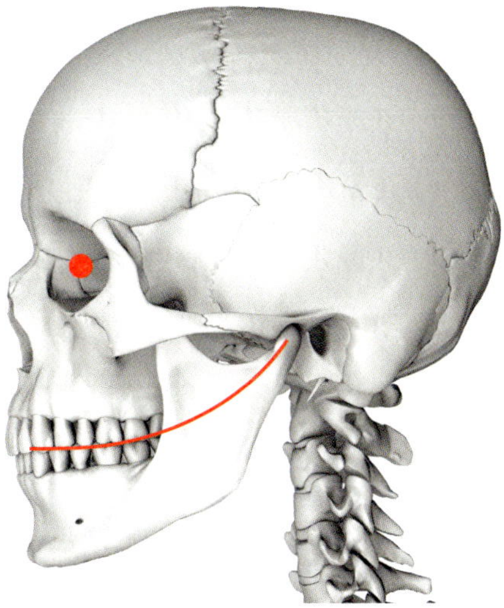

Die Spee'sche Kurve, gebildet durch Verlängerung der Zahnkontaktkurve zum Kiefergelenk, beschreibt im Idealfall ein Kreissegment mit Zentrum in der Augenhöhle.

die perfekte Ausrichtung unserer Backenzähne in Bezug auf die Kaumuskulatur und beeinflusst damit die Zugrichtung der Muskeln während des Kauvorgangs. Allerdings wirken sich Abweichungen in diesem ausgeklügelten System direkt auf die Spannung und Funktion der Kaumuskeln und Kiefergelenke aus, was diese enorm belasten kann!

So kann ich von manchem Patienten berichten, der nach einem klassischen Zahnarztbesuch durch beispielsweise gezogene Zähne, nicht perfekt sitzende Zahnfüllungen und Zahnersatz, durch kieferorthopädische Eingriffe oder auch durch nicht sorgfältig angepasste Knirscherschienen CMD-typische Beschwerden erfahren musste. Oder bereits recht gut behandelte Beschwerden verschlimmerten sich wieder.

Bewegungseinschränkungen durch CMD

Durch erhöhte Muskelspannungen und Störungen im Kiefergelenk kommt es zwangsläufig auch zu Einschränkungen in der Beweglichkeit. Doch was sind eigentlich die physiologischen Bewegungsrichtungen unseres Unterkiefers, und welches Ausmaß wird als normal angesehen?

Ihren Mund sollten Sie 4 bis 5 Zentimeter öffnen können, wohingegen die Rechts-links-Verschiebung des Unterkiefers üblicherweise nur knapp 1 Zentimeter möglich ist. Noch geringer wird es beim Vorschieben mit circa 7 Millimetern und dem Zurückziehen mit gerade einmal circa 4 Millimetern. Die Mahlbewegung beim Kauen ist letztendlich eine Kombinationsbewegung aus allen Bewegungsebenen, vor allem jedoch des Schließens, Öffnens und der Seitenverschiebung. Für die Mahlbewegung können die paarig angelegten Muskeln auch einseitig aktiviert werden. Probieren Sie es doch zur Bewusstwerdung einfach einmal selbst aus, wie Ihre individuelle Kaubewegung genau abläuft und sich anfühlt.

Wie sich Störungen des Kiefers auswirken

Der Kiefer, den wir umgangssprachlich so lapidar – und manchmal fast schon abschätzig – als »Kauleiste« bezeichnen, hat einen extrem großen Einfluss auf den gesamten Organismus, die Körperspannung und damit sowohl auf die körperliche als auch auf die psychoemotionale Gesundheit. Dies erklärt auch die vielfältigen Symptome einer CMD. Allein schon die Erkenntnis, dass der Kaumuskel »Masseter« bei der Kräftemessung im Vergleich zu allen anderen Muskeln die Goldmedaille erringt (Seite 27), macht deutlich, wie groß der Einfluss des Kauapparats auf das restliche Körpersystem ist. Dabei können die Störungen über verschiedene Wege auf andere Körperbereiche übertragen werden.

Ist nun beispielsweise der Aufbiss nicht symmetrisch, überträgt sich diese Asym-

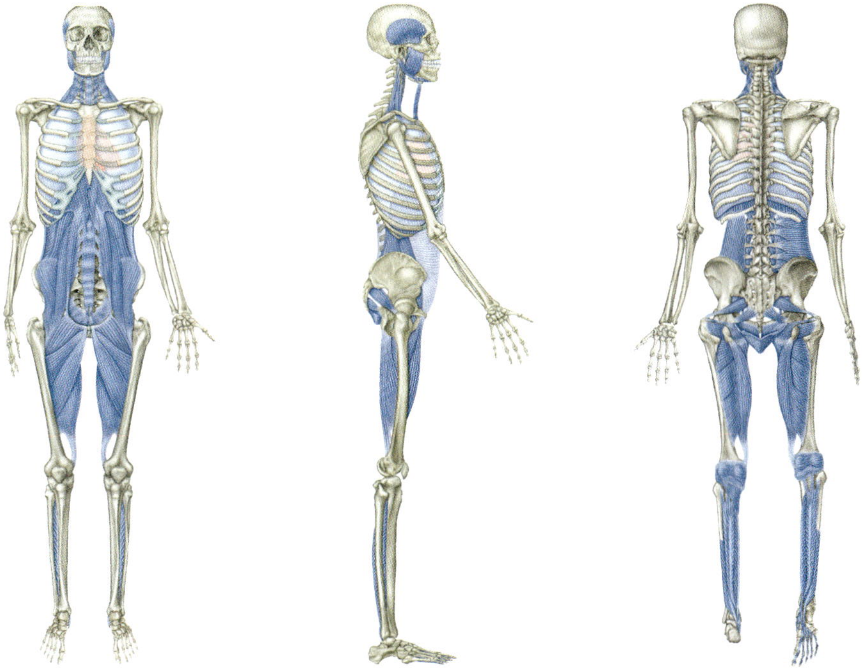

Die tiefe vordere myofasziale Kette verbindet den Körper von der Kaumuskulatur bis zu den Füßen und leitet so Spannungen weiter.

metrie über myofasziale Spannungen wie bei aneinandergereihten Zahnrädern, bei denen ein Zahnrad die Kraft an das nächste weitergibt. Dieser Ausgleichsversuch führt in der Folge zu Dysbalancen in den vernetzten Körperbereichen. Das können sowohl nahe gelegene Strukturen als auch weiter entfernte sein, die dann im Sinne einer absteigenden CMD zu einer veränderten Statik und Haltung führen.

Eine besonders neuralgische Rolle spielt dabei das Genick, kurz AO-Gelenk für Atlas-Occiput-Gelenk. Der Atlas ist der oberste Halswirbel, auf dem der Kopf mit der Schädelbasis balanciert. Die Schädelbasis wird unter anderem vom Occiput, dem Hinterkopfknochen, gebildet. Der Atlas steht seinerseits in direkter funktioneller Verbindung zum zweiten Halswirbel, dem Axis. Der Name des AO-Gelenks ist tatsächlich Programm, denn eine richtige Positionierung des Schädels auf der Halswirbelsäule

Was bedeutet »myofaszial«?

Info

»Myo« steht für Muskel, und »faszial« leitet sich von Faszie ab, dem Netzwerk aus Bindegewebe, das die Muskeln umhüllt und durchzieht. Das Fasziengewebe sorgt unter anderem für die Gleitfähigkeit, Isolation und Kraftübertragung der Muskeln.

ist das A und O für die gesamte Statik des Körpers.

Die Rolle der Spee'schen Kurve

Einen wesentlichen Einfluss hat hierbei die bereits angesprochene Spee'sche Kurve (Seite 31), also die Linie, die bei seitlicher Betrachtung unsere aufeinandergebissenen Zähne bilden. Denn sind der Kauapparat und die Schädelknochen ausgeglichen, verläuft diese durch die Kiefergelenke weiter zum zweiten Halswirbel. Liegen Störungen in dieser Verbindung vor, so kann es zu Beschwerden in anderen Muskeln und Gelenkachsen wie Wirbelsäule, Schultergürtel, Hüfte und Kniegelenken bis hinunter zu den Sprunggelenken kommen. In der Osteopathie werden das Kiefergelenk, das Schultergelenk und das Hüftgelenk als Strukturen gesehen, die gemeinsam reagieren – das erklärt, warum Menschen mit Kiefergelenkstörungen oft gleichzeitig über Schulter- und Hüftprobleme klagen.

Die Verbindung von Kiefer, Schädelknochen und Wirbelsäule über die Spee'sche Kurve ist sowohl funktioneller als auch neurologischer Natur. Das bedeutet, dass diese Bereiche nicht nur über Muskeln, sondern auch über das Nervensystem miteinander kommunizieren. In diesem Regelkreis ist der Trigeminusnerv der große Steuermann. Über ihn kann das Kommando ergehen, dass Stressreize, die auf das craniosacrale System einwirken, über andere Körperbereiche, insbesondere die Wirbelsäule und das Becken, ausgeglichen werden. Genauere Informationen zur craniosacralen Verbindung finden Sie auf Seite 14. Die Skoliose, eine seitliche Verkrümmung und Verdrehung der Wirbelsäule, sowie ein Beckenschiefstand in Verbindung mit Nackenverspannungen, Rückenschmerzen und verschiedenen anderen Schmerzsyndromen können aus solchen Ausgleichsversuchen resultieren. In meine Praxis kommen die meisten Patienten ursprünglich wegen solcher Beschwerden, die allerdings oft Folgebeschwerden sind – eine CMD wird erst im Nachhinein festgestellt.

Wenn sich Kiefergelenkstörungen, wie beispielsweise ein Schrägstand der Kauebene, auf räumlich zugehörige oder angrenzende Schädelknochen wie die Schläfenbeine, das Keilbein und den Hinterkopfknochen auswirken, können sich diese Knochen leicht verdrehen oder verschieben. Spürbar wird das dann letztendlich durch Beschwerden wie Kopfschmerzen, Nackenverspannungen, Sehstörungen, Schwindel, Ohrenschmerzen, Tinnitus und sogar funktionelle Organstörungen. Tatsächlich gibt es auch Verbindungen des Kiefersystems zu verschiedenen Organen.

Auswirkungen auf Organe

Verdauungsstörungen können zum Beispiel über einen gereizten Vagusnerv ausgelöst werden. Der Kiefer geht uns dann sprichwörtlich auf die Nerven. Ein anderer organischer Zusammenhang besteht über die sogenannte energetische Muskel-Akupunkturleitbahn-Beziehung, die der Osteopath George Goodheart beschrieben hat. Er ordnete die Muskulatur des Kiefersystems dem Magenmeridian zu, was erklärt, warum sogar Magenprobleme durch eine CMD entstehen können.

Auch die Zähne stehen über Meridianbahnen mit unterschiedlichen Organen in Wechselbeziehung. Ein kranker Zahn kann darüber dann das zugehörige Organ schädigen. Beispielsweise seien hier, um im Verdauungstrakt zu bleiben, die Verbindungen zwischen den Backenzähnen im Unterkiefer und den Mahlzähnen im Oberkiefer mit dem Magen genannt.

Unruhe und Stress als Folgen einer CMD

Dass Stress jeglicher Art Ursache wie auch Einflussfaktor einer CMD sein kann, wurde bereits dargestellt. Diese Beziehung gilt interessanterweise auch andersherum, sodass verspannte Kaumuskeln innerliche Unruhe und Stress auslösen können. Die Seele informiert also nicht nur den Körper, sondern der Körper informiert auch die Seele. Das ist sozusagen die Sprache des Körpers, um mit uns zu kommunizieren, und stammt aus uralten Zeiten.

Im »Reptilienhirn«, also dem ältesten Gehirnteil, der für die Überlebenssicherung verantwortlich ist, ist muskuläre Anspannung ganz eng mit Gefahr verknüpft, um in einer gefährlichen Situation aufgeweckt, schnell und kraftvoll handeln zu können. Heutzutage weiß man, dass der Signalweg auch andersherum funktioniert. Allein schon die Anspannung der Muskeln führt zur Aktivierung dieser Reptilienhirnanteile und startet das uralte Überlebensprogramm, das mit »Achtung, Gefahr!« verknüpft ist. Konkret heißt das, dass harte und verspannte Kaumuskeln auch dazu führen, dass der Betroffene sich – wie in einer echten Gefahrensituation – unruhig und gestresst fühlt.

Der Vagusnerv

Info

Dieser wichtige Hirnnerv verläuft in beiden Körperhälften vom Kopf bis hinunter in den Bauchraum, was ihm auch seinen Namen eingebracht hat. Das Wort »vagus« kommt aus dem Lateinischen und bedeutet »umherziehend«. Als größter Nerv des weitestgehend nicht bewusst steuerbaren Nervensystems reguliert der Vagusnerv die Tätigkeit der meisten inneren Organe, insbesondere auch des Magen-Darm-Trakts. Der Vagusnerv wird besonders in Ruhe- und Entspannungsphasen aktiv.

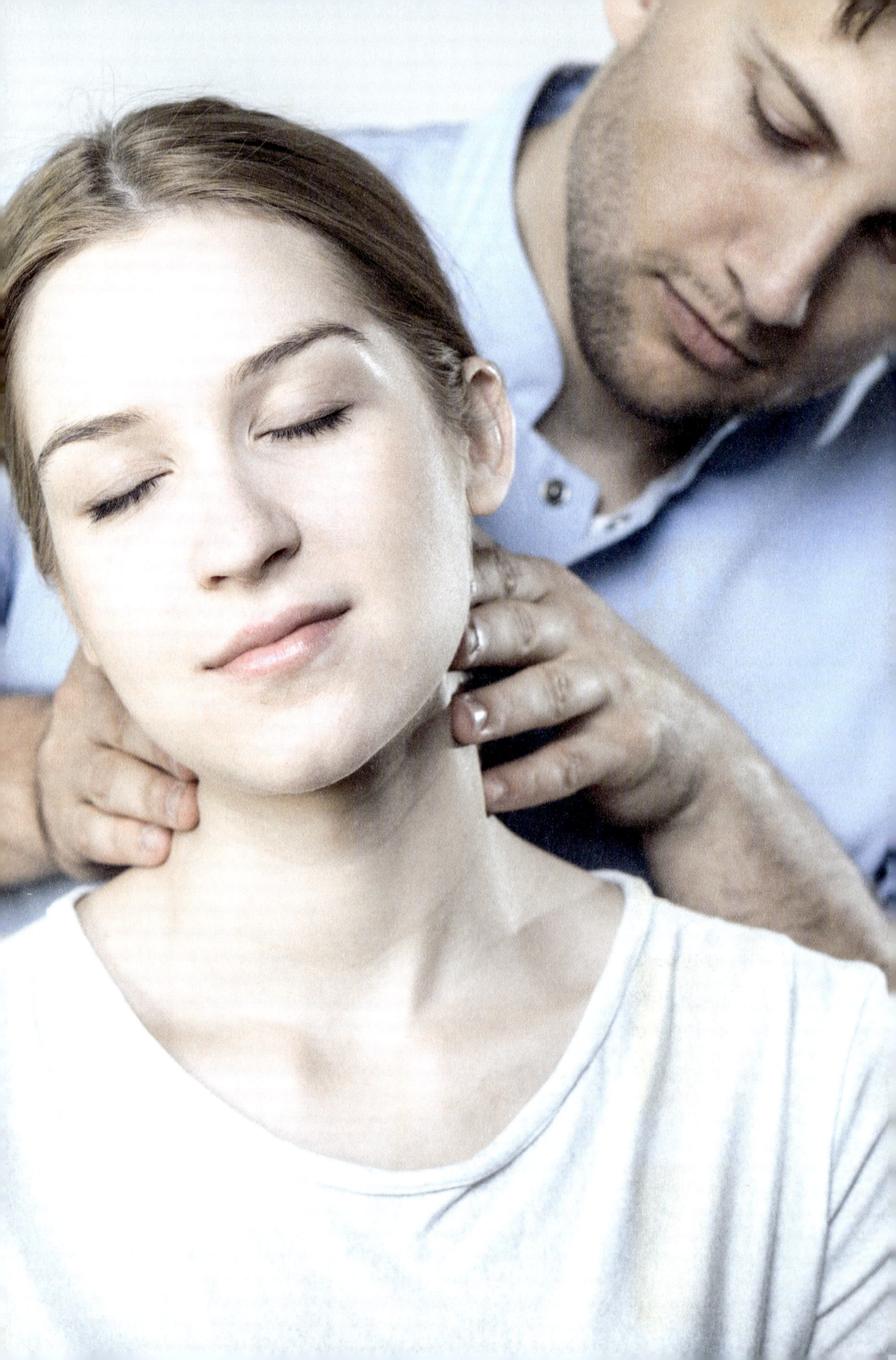

DIE CMD ERKENNEN UND BEHANDELN

Sie kennen nun die anatomischen und physiologischen Grundlagen zum Kausystem mit seinen vielseitigen Verbindungen zum Rest des menschlichen Organismus. Gerade weil die Verbindungen so komplex sind, bleibt die CMD häufig unerkannt. Wenn man jedoch einmal auf die Idee gekommen ist, dass eine CMD die wahre Ursache für wiederkehrende Kopfschmerzen, chronische Nackenverspannungen, Tinnitus und Co. sein könnte, ist es relativ einfach, diesem Verdacht nachzugehen. Also fühlen wir dem Ganzen einmal genauer auf den Zahn.

Hilfestellungen zur Selbstabschätzung

Unter der Überschrift »Symptome und Spätfolgen der CMD« ist ab Seite 12 dargestellt worden, welche spürbaren Symptome es bei einer CMD geben kann. Im Folgenden haben Sie selbst die Möglichkeit, die Wahrscheinlichkeit einer CMD näher zu bestimmen. Die folgende Hilfe zur Selbstabschätzung basiert auf meinen Praxiserfahrungen und ist in drei Bereiche unterteilt:

- Befragung zu wichtigen Indizien für eine CMD
- Checkliste für sichtbare CMD-Anzeichen
- Selbsttest der Strukturen und Funktionen

Nehmen Sie sich hierfür ausreichend Zeit, machen Sie die Beobachtungen und Tests ruhig auch mehrfach an verschiedenen Tagen. Und falls Sie unsicher sind, bitten Sie eine andere Person um ihre Einschätzung, zum Beispiel Ihre Partnerin oder Ihren Partner.

Stellen Sie ein Anzeichen bei sich fest, notieren Sie die jeweils vorgegebene Punktzahl (1, 2 oder 3 Punkte), um für die Auswertung einen schnellen Überblick zu haben. Die Auswertung erfolgt am Ende aller drei Bereiche der Selbstabschätzung, entsprechend dem Vorgehen beim Fachspezialisten, der Ihnen seine gesicherte Diagnose auch erst am Ende all seiner gesammelten Eindrücke und Tests geben kann. Denn in den drei Bereichen werden Informationen über unterschiedliche Strukturen, Körpersysteme und Funktionen ermittelt, die erst als Gesamtheit das ganze Puzzlebild ergeben.

Auf Grundlage der Ergebnisse können Sie entscheiden, ob sich Ihr Verdacht erhärtet und Sie diesen von einem mit dem Krankheitsbild CMD vertrauten ganzheitlichen Zahnarzt oder Therapeuten absichern lassen beziehungsweise sich gegebenenfalls in Behandlung begeben. Ihre Auswertung können Sie auch im Vorfeld an den Behandler übermitteln oder zu einem Termin mitbringen. Die Ergebnisse können für den Arzt oder Therapeuten hilfreich sein, denn sie geben Ihren Istzustand sehr differenziert wieder. Und weil die Erhebung so differenziert ist, eignet sie sich auch bestens dazu, Sie bei Ihren Maßnahmen in Sachen CMD zu begleiten. Während Sie Ihr individuelles Übungsprogramm absolvieren (Seite 82 f.), können Sie zusätzlich zu den subjektiv spürbaren Verbesserungen Ihre Erfolge damit objektiv kontrollieren. Wiederholen Sie dazu, dem Übungsplan gemäß, die Tests nach einem, zwei und drei Monaten. Welche Veränderungen können Sie feststellen?

Befragung zu wichtigen Indizien für eine CMD

Wie bei einer ärztlichen Konsultation stellt die Befragung auch bei dieser Hilfestellung zur Selbstabschätzung den ers-

Was Sie vor dem Test beachten sollten

Info

Es gibt einige Anzeichen, die sich auch durch das Üben kaum verändern, oder die Veränderungen sind äußerlich nicht sichtbar. Das betrifft im Folgenden »Belastungen der Halswirbelsäule« (Seite 40), »Empfindliche Zähne« (Seite 40) und »Bekannte Nahrungsmittelunverträglichkeiten« (Seite 42). Berücksichtigen Sie das bei der Verlaufskontrolle. Dennoch ist es wichtig, dass Sie in den Folgetestungen diese Punkte wie die anderen Punkte bewerten, denn nur so ist der jeweils aktuelle Zustand mit dem vor Aufnahme des Übungsprogramms vergleichbar.

ten Schritt dar. Die nachfolgend aufgeführten Fragen helfen Ihnen dabei, die ersten Indizien für eine CMD aufzudecken. Manche davon werden Sie sofort beantworten können, für andere werden Sie eventuell ein, zwei Tage benötigen, um sich währenddessen selbst etwas zu beobachten und sich über die Antwort klar zu werden.

Auffällige Knirschgeräusche?

- *Hat sich schon einmal jemand über nächtliche Knirsch- oder Knackgeräusche bei Ihnen beschwert?*

Das als »Bruxismus« bezeichnete unbewusste Zähneknirschen und -pressen findet häufig nachts statt, wenn wir die Erlebnisse vom Tag verarbeiten, der Körper muskulär zur Ruhe kommt und über die Kieferarbeit versucht, Spannungen und Unebenheiten im Kieferschluss auszugleichen. Wie der Sprachgebrauch »Ich habe es zähneknirschend akzeptiert« schon zeigt, ist das Zähneknirschen eine Art Problemlösung. Der Körper nutzt es als Werkzeug, um mit einer unangenehmen Situation fertigzuwerden. Die Geräusche können ziemlich laut sein, sodass zum Beispiel Ihr Partner oder Ihre Partnerin dadurch in der Nachtruhe gestört wird, während Sie selbst hingegen seelenruhig schlafen. Teilen Sie Ihr Bett mit niemandem, so kann Ihnen die Smartphone-App »Do I Grind« helfen, nächtliche Knirschgeräusche aufzunehmen, die Sie sich dann später zur Beurteilung anhören können.

Zu Beginn des Programms:	trifft zu (2 Punkte)		trifft nicht zu (0 Punkte)	
Nach Monat 1:	trifft zu (2 Punkte)		trifft nicht zu (0 Punkte	
Nach Monat 2:	trifft zu (2 Punkte)		trifft nicht zu (0 Punkte)	
Nach Monat 3:	trifft zu (2 Punkte)		trifft nicht zu (0 Punkte)	

Belastungen der Halswirbelsäule?

► *Hatten Sie irgendwann in Ihrem Leben eine starke Belastung der Halswirbelsäule?*

Aufgrund des engen Zusammenhangs zwischen Halswirbelsäule und dem Kiefersystem ist dies eine aufschlussreiche Information. Denken Sie ein wenig nach, oft fallen uns solche Zusammenhänge erst nach einer Weile ein. Derartige Belastungen kommen hauptsächlich durch hohe Beschleunigungskräfte bei einem Schleudertrauma im Rahmen von Unfällen oder bei Sportarten mit abrupten Richtungswechseln vor. Folge kann eine bleibende instabile Halswirbelsäule sein, die über Daueranspannung der Nacken- und Kaumuskulatur stabilisiert wird, was wiederum ein Auslöser für eine CMD darstellen kann.

Zu Beginn des Programms:	trifft zu (1 Punkte)		trifft nicht zu (0 Punkte)	
Nach Monat 1:	trifft zu (1 Punkte)		trifft nicht zu (0 Punkte	
Nach Monat 2:	trifft zu (1 Punkte)		trifft nicht zu (0 Punkte)	
Nach Monat 3:	trifft zu (1 Punkte)		trifft nicht zu (0 Punkte)	

Empfindliche Zähne?

► *Haben Sie empfindliche Zähne?*

Besonders durch die extreme Belastung der Zähne durch das Knirschen und Pressen kann es zu erhöhter Sensibilität auf heiße oder kalte Getränke und Speisen kommen. Auch Süßes oder Saures sowie das Einatmen kalter Luft können den typischen einschießenden, ziehenden Schmerz auslösen. In diesen Fällen liegen durch Zahnschmelzabbau und frei liegende Zahnhälse die Dentinkanälchen, die von Nervenenden durchzogen sind, ungeschützt frei. Oft wird die Entstehung durch einen Zahnfleischrückgang begleitet und noch begünstigt, der bei CMD aufgrund des enormen Drucks auf die Zähne ebenfalls auftreten kann.

Zu Beginn des Programms:	trifft zu (1 Punkte)		trifft nicht zu (0 Punkte)	
Nach Monat 1:	trifft zu (1 Punkte)		trifft nicht zu (0 Punkte	
Nach Monat 2:	trifft zu (1 Punkte)		trifft nicht zu (0 Punkte)	
Nach Monat 3:	trifft zu (1 Punkte)		trifft nicht zu (0 Punkte)	

Unbewusstes Zungenpressen?

▶ *Pressen Sie Ihre Zunge auffällig oft und stark gegen den Gaumen oder die Zähne?*

Um eine Antwort hierauf geben zu können, ist es gut möglich, dass Sie sich erst beobachten und darüber bewusst werden müssen. Denn üblicherweise fällt uns das nicht auf beziehungsweise wir achten nicht darauf, weil das Zungenpressen nicht direkt schmerzt. Da es häufig mit dem wohl vielen Menschen bekannten Gedankenkarussell und Einschlafstörungen assoziiert ist, können Sie sich dessen am Abend im Bett vermutlich am einfachsten bewusst werden. Spürbar wird es außer über den Zungendruck, der auf längere Zeit auch Zähne verschieben kann, über eine hohe muskuläre Anspannung im Mund-Kiefer-Bereich, besonders des Zungengrunds.

Zu Beginn des Programms:	trifft zu (2 Punkte)		trifft nicht zu (0 Punkte)	
Nach Monat 1:	trifft zu (2 Punkte)		trifft nicht zu (0 Punkte	
Nach Monat 2:	trifft zu (2 Punkte)		trifft nicht zu (0 Punkte)	
Nach Monat 3:	trifft zu (2 Punkte)		trifft nicht zu (0 Punkte)	

Unbewusstes Wangeneinziehen?

▶ *Ziehen Sie Ihre Wangen des Öfteren nach innen?*

Zum Zungenpressen gesellt sich in vielen Fällen auch das Phänomen der eingezogenen Wangen. Das heißt, die Wangenmuskeln sind ständig aktiv, sie ziehen die Wangen nach innen und erzeugen über die Anspannung einen Unterdruck im Mundraum. Dem entgegenwirken können Sie übrigens, indem Sie ganz einfach den Mund ein klein wenig öffnen. Doch Achtung, leiden Sie an diesem Phänomen, dann wird sich – sobald Sie nicht mehr bewusst dagegenwirken – Ihr Mund automatisch ziemlich schnell wieder schließen, und die Spannung wird sich sehr schnell wieder aufbauen. Also – bringen Sie immer mal wieder Ihre Aufmerksamkeit auf Ihre Wangen, und beobachten Sie, ob diese nach innen gezogen werden.

Zu Beginn des Programms:	trifft zu (2 Punkte)		trifft nicht zu (0 Punkte)	
Nach Monat 1:	trifft zu (2 Punkte)		trifft nicht zu (0 Punkte	
Nach Monat 2:	trifft zu (2 Punkte)		trifft nicht zu (0 Punkte)	
Nach Monat 3:	trifft zu (2 Punkte)		trifft nicht zu (0 Punkte)	

Andauerndes Stressgefühl?

- *Fühlen Sie sich häufig oder dauerhaft privat oder beruflich gestresst?*

Diese Frage zielt auf jegliche Art von psychoemotionalem und psychosozialem Stress ab. Kommen Sie nicht zur Ruhe, hadern Sie mit irgendetwas in Ihrem Leben, müssen Sie sich ständig anpassen und können nicht einfach Sie selbst sein? Fragen Sie sich öfter nach der Sinnhaftigkeit und Bestimmung in Ihrem Leben? Fühlen Sie einmal ehrlich in sich hinein, und schauen Sie sich zum Thema Stress auch ruhig noch einmal die Zeilen im Buchteil »Ursachen und Einflussfaktoren der CMD« ab Seite 16 an.

Zu Beginn des Programms:	trifft zu (1 Punkte)		trifft nicht zu (0 Punkte)	
Nach Monat 1:	trifft zu (1 Punkte)		trifft nicht zu (0 Punkte	
Nach Monat 2:	trifft zu (1 Punkte)		trifft nicht zu (0 Punkte)	
Nach Monat 3:	trifft zu (1 Punkte)		trifft nicht zu (0 Punkte)	

Bekannte Nahrungsmittelunverträglichkeiten?

- *Sind Ihnen Nahrungsmittelunverträglichkeiten, insbesondere eine Histaminintoleranz, bekannt?*

Diese Frage wird Sie bestimmt wundern. Und zugegeben, es ist zunächst auch nicht so naheliegend, dass im Rahmen dieses Buches eine solche abgefragt wird. Bei CMD-Patienten konnten allerdings tatsächlich auffällig oft Nahrungsmittelunverträglichkeiten beobachtet werden, am häufigsten gegenüber Kuhmilch und Getreide, gefolgt von Nüssen und Ei. Die Histaminintoleranz tritt vorwiegend bei Patienten mit gleichzeitiger Halswirbelsäuleninstabilität auf. Der bei einer CMD vorliegende mentale Stress flutet den Körper mit Stressbotenstoffen wie in diesem Fall Histamin, und auch körperlicher Stress, der durch Nervenreizungen und Entzündungen verursacht wird, wirkt derart. Beim Zustand einer Histaminintoleranz kann das Histamin meist aufgrund eines Mangels der entsprechend notwendigen Enzyme nicht ausreichend wieder abgebaut werden, und es kommt zu Kopfschmerzen, Magen-Darm-Beschwerden, Hitzewallungen und anderen Symptomen. Außer Stress können auch andere Trigger, wie beispielsweise Medikamente und Nahrungsmittel, das Histaminfass zum Überlaufen bringen.

Zu Beginn des Programms:	trifft zu (1 Punkte)		trifft nicht zu (0 Punkte)	
Nach Monat 1:	trifft zu (1 Punkte)		trifft nicht zu (0 Punkte	
Nach Monat 2:	trifft zu (1 Punkte)		trifft nicht zu (0 Punkte)	
Nach Monat 3:	trifft zu (1 Punkte)		trifft nicht zu (0 Punkte)	

Ihre Gesamtpunkte				
	Punktzahl zu Beginn des Programms	Punktzahl nach Monat 1	Punktzahl nach Monat 2	Punktzahl nach Monat 3
Summe Ihrer Punkte bei der Befragung zu wichtigen Indizien für eine CMD				

Sichtbare Anzeichen – schauen Sie sich an!

In folgender Tabelle finden Sie eine Checkliste mit aussagekräftigen Hinweisen auf eine CMD, die Sie durch einfache Betrachtung im Spiegel selbst identifizieren können. Das wird im Fachjargon »Blickdiagnostik« genannt. Hier geht es um Ursachen und Folgen des Zähneknirschens und -pressens, um Asymmetrien von Schädelknochen und um Nervenstörungen und Fehlhaltungen.

Checkliste für sichtbare CMD-Anzeichen				
	Punktzahl zu Beginn des Programms	Punktzahl nach Monat 1	Punktzahl nach Monat 2	Punktzahl nach Monat 3
Sind Ihre Kieferregion und die Kaumuskulatur stark ausgeprägt?* (2 Punkte)				
Ist Ihr Unterkiefer auffällig nach hinten gezogen, nach vorn oder zur Seite verschoben? (2 Punkte)				
Ist die Linie zwischen den beiden oberen Schneidezähnen zu einer Seite verschoben?* (2 Punkte)				
Haben Sie abgeschliffene oder brüchige Zähne?* (3 Punkte)				
Haben Sie Zahnfüllungen, Zahnersatz, wackelnde oder fehlende Zähne?* (2 Punkte)				

Fortsetzung nachste Seite

Checkliste für sichtbare CMD-Anzeichen				
	Punktzahl zu Beginn des Programms	Punktzahl nach Monat 1	Punktzahl nach Monat 2	Punktzahl nach Monat 3
Ist auf einer Seite der beiden oberen Zahnreihen erkennbar mehr Platz zwischen den Zähnen?* (1 Punkt)				
Haben Sie Zahnabdrücke an den Zungenrändern? (2 Punkte)				
Sind Ihre Lippen oder Innenseiten der Wangen öfter aufgebissen? (2 Punkte)				
Ist Ihr Zahnfleisch zurückgegangen (Parodontose)?* (1 Punkt)				
Haben Sie ein zu einer Seite abweichendes Gaumenzäpfchen? (1 Punkt)				
Steht ein Ohr mehr ab, ist eine Gesichtshälfte schmaler oder in der Höhe verschoben?* (1 Punkt)				
Ist Ihr Kopf zu einer Seite geneigt oder gedreht? (1 Punkt)				
Steht Ihr Kopf, von der Seite betrachtet, vor den Schultern und ist in den Nacken gezogen? (1 Punkt)				
Sind Ihre Schultern, frontal betrachtet, unterschiedlich hoch?* (1 Punkt)				
Ist Ihr Becken, frontal betrachtet, unterschiedlich hoch?* (1 Punkt)				
Summe Ihrer Punkte für sichtbare CMD-Anzeichen				

* *Info dazu siehe Kasten Seite 39*

Selbsttest der Strukturen und Funktionen

Nachdem Sie durch reines Betrachten Ihres Körpers schon relativ viele Informationen rund um die Wahrscheinlichkeit einer CMD sammeln konnten, gehen wir jetzt einen Schritt weiter. Folgende Selbsttests werden Ihnen aufzeigen, inwieweit Ihr Kausystem, insbesondere die Kiefergelenke und die Kaumuskeln, funktionellen und strukturellen Veränderungsprozessen unterliegen und in Ihrer Funktion eingeschränkt sind. Dies wird folgend als »Ergebnis positiv« gewertet – »positiv« heißt in dieser Verwendung aber nicht, dass etwas gut ist, sondern dass etwas zutrifft.

Was Sie vor dem Test beachten sollten

Info

Es gibt einige Anzeichen, die sich auch durch das Üben kaum verändern, oder die Veränderungen sind äußerlich nicht sichtbar. Das betrifft im Folgenden »Ungleichmäßige Zahnkontakte« (Seite 50) und »Komprimierter Oberkiefer« (Seite 51). Berücksichtigen Sie das bei der Verlaufskontrolle. Dennoch ist es wichtig, dass Sie in den Folgetestungen diese Punkte wie die anderen Punkte bewerten, denn nur so ist der jeweils aktuelle Zustand mit dem vor Aufnahme des Übungsprogramms vergleichbar.

Unrunde Mundöffnung

Stellen Sie sich vor einen Spiegel, öffnen Sie langsam den Mund komplett, und schließen Sie ihn dann wieder.

Ergebnis positiv: Der Unterkiefer bewegt sich nicht in einer Linie, sondern im Zickzack.

Bedeutung: Die Kaumuskeln sind in Dysbalance, die Ansteuerung über die Nerven und/oder die Kiefergelenke weisen eine Störung auf.

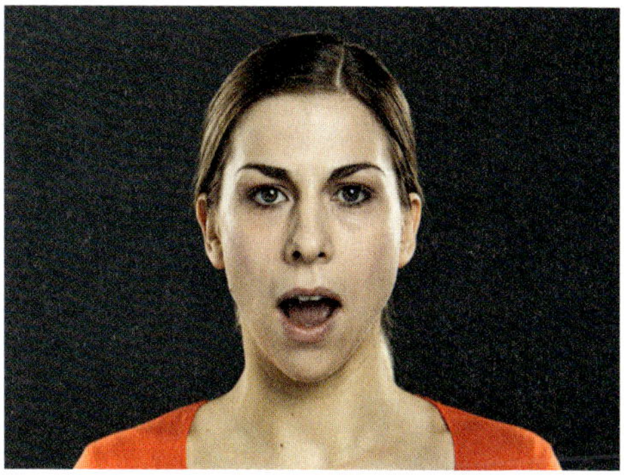

Eine Mundöffnung, die nicht gerade auf einer Linie verläuft, kann ein Anzeichen für Veränderungen im Kausystem sein.

Zu Beginn des Programms:	trifft zu (3 Punkte)		trifft nicht zu (0 Punkte)	
Nach Monat 1:	trifft zu (3 Punkte)		trifft nicht zu (0 Punkte	
Nach Monat 2:	trifft zu (3 Punkte)		trifft nicht zu (0 Punkte)	
Nach Monat 3:	trifft zu (3 Punkte)		trifft nicht zu (0 Punkte)	

Auffällige Kiefergelenkgeräusche

Legen Sie in aufrechter Position Ihre Finger locker an die Kiefergelenke und Öffnen und Schließen Sie den Mund mehrmals.

Ergebnis positiv: Sie nehmen Reibegeräusche, ein Reibegefühl oder ein Knacken wahr.

Bedeutung: Die Kiefergelenke sind strukturell verändert.

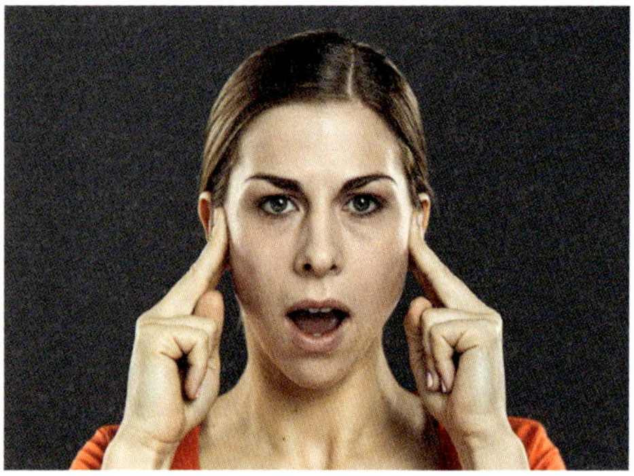

Geräusche in den Kiefergelenken bei der Mundöffnung sind ein Hinweis auf Veränderungen des Gelenkknorpels, der Kapsel oder der Gelenkscheibe.

Zu Beginn des Programms:	trifft zu (3 Punkte)		trifft nicht zu (0 Punkte)	
Nach Monat 1:	trifft zu (3 Punkte)		trifft nicht zu (0 Punkte	
Nach Monat 2:	trifft zu (3 Punkte)		trifft nicht zu (0 Punkte)	
Nach Monat 3:	trifft zu (3 Punkte)		trifft nicht zu (0 Punkte)	

Verkürzte Kaumuskeln

Öffnen Sie im Stehen Ihren Mund komplett, der Kopf bleibt dabei gerade. Legen Sie die drei mittleren Finger Ihrer dominanten Hand zusammen, und testen Sie, ob dieser Drei-Finger-Block hochkant zwischen Ihre Zähne passt.

Ergebnis positiv: Die drei Finger passen nicht oder nur sehr knapp zwischen die Zähne.

Bedeutung: Die schließende Kaumuskulatur ist verspannt oder verkürzt.

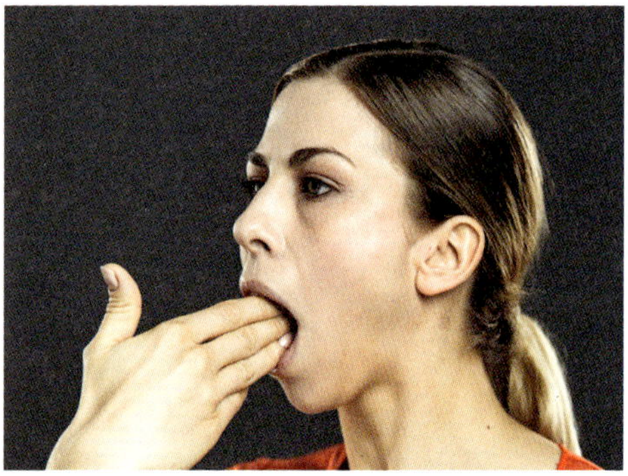

Bei verkürzten Kaumuskeln, insbesondere bei einer Verkürzung des großen Kaumuskels außen am Kiefer, kann der Mund nur mäßig weit geöffnet werden.

Zu Beginn des Programms:	trifft zu (3 Punkte)		trifft nicht zu (0 Punkte)	
Nach Monat 1:	trifft zu (3 Punkte)		trifft nicht zu (0 Punkte	
Nach Monat 2:	trifft zu (3 Punkte)		trifft nicht zu (0 Punkte)	
Nach Monat 3:	trifft zu (3 Punkte)		trifft nicht zu (0 Punkte)	

Ungleiche Unterkieferbeweglichkeit
Stellen Sie sich vor einen Spiegel und schieben Sie Ihren Unterkiefer vollständig erst nach rechts, dann nach links. Der Kopf bewegt sich dabei nicht.

Ergebnis positiv: Der Unterkiefer lässt sich zu einer Seite weiter verschieben als zur anderen.

Bedeutung: Die tiefen Kaumuskeln gegenüber der Seite mit dem geringeren Bewegungsausmaß sind verspannt oder verkürzt, beziehungsweise eine Gelenkkapsel ist in ihrer Mobilität eingeschränkt.

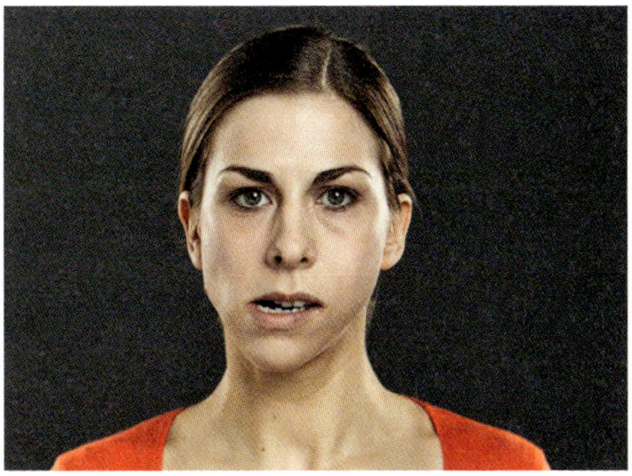

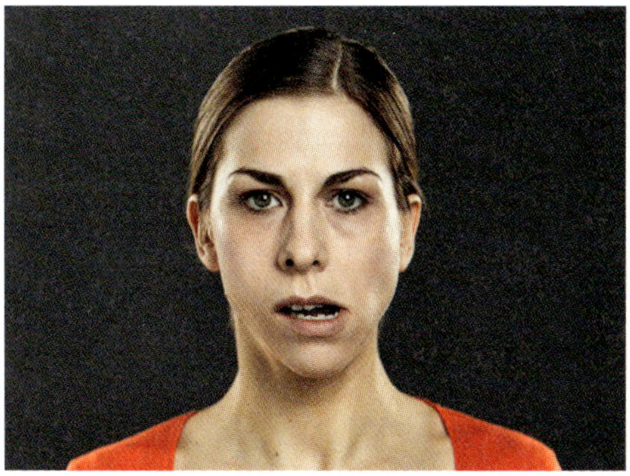

Lässt sich der Unterkiefer zu einer Seite weiter bewegen als zur anderen, bedeutet dies meist, dass die Kaumuskulatur rechts und links in ihrer Spannung Unterschiede aufweist.

Zu Beginn des Programms:	trifft zu (3 Punkte)		trifft nicht zu (0 Punkte)	
Nach Monat 1:	trifft zu (3 Punkte)		trifft nicht zu (0 Punkte	
Nach Monat 2:	trifft zu (3 Punkte)		trifft nicht zu (0 Punkte)	
Nach Monat 3:	trifft zu (3 Punkte)		trifft nicht zu (0 Punkte)	

Druckschmerzhafte Kaumuskulatur
Tasten Sie mit festem Druck beidseitig Ihre Kaumuskeln auf Druckschmerzhaftigkeit ab. Orientieren Sie sich dabei an der Abbildung.

Ergebnis positiv: Sie finden druckschmerzhafte Punkte oder Punkte, die bei Druck Schmerzen oder Gefühlsstörungen in anderen Körperbereichen, beispielsweise dem Kopf, auslösen.

Bedeutung: Die Kaumuskulatur ist verhärtet und hat myofasziale Schmerz- und Triggerpunkte (siehe Kasten Seite 49) ausgebildet.

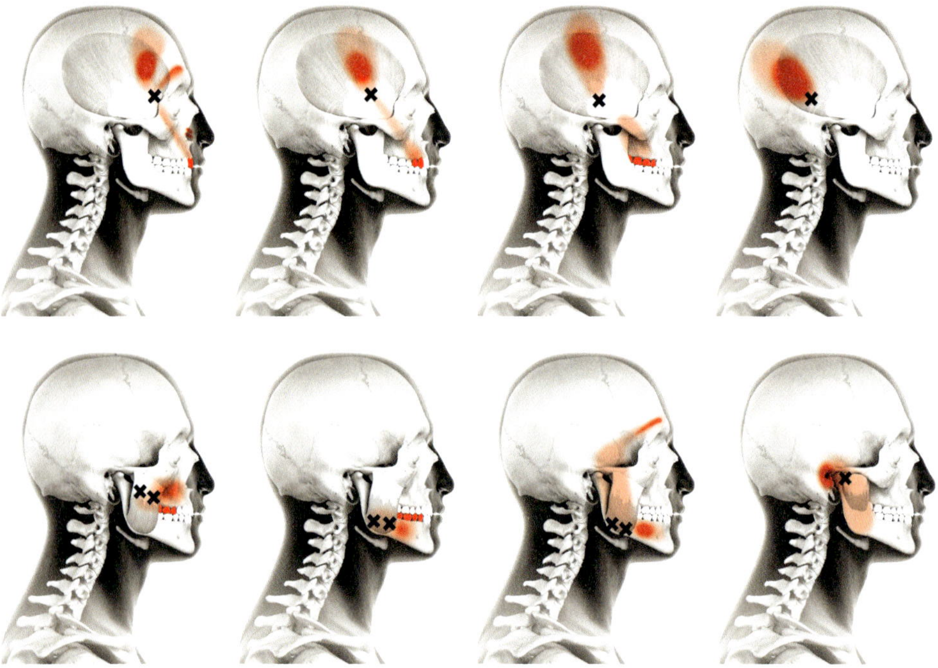

Als Kreuze abgebildet sind hier druckschmerzhafte Punkte in verschiedenen Bereichen der Kaumuskulatur mit ihren typischen Ausstrahlungsgebieten in Kopf, Zähne, Kiefer und Ohren (rot dargestellt).

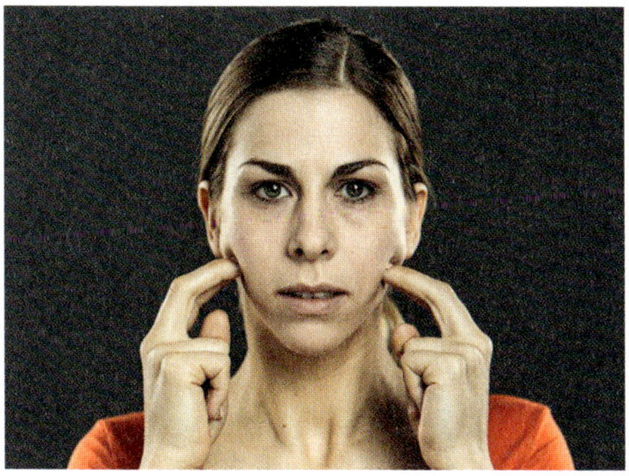

Durch Abtasten der Kaumuskeln mit Druck können Sie Schmerzpunkte – mit oder ohne Ausstrahlung – identifizieren, die Verhärtungen und Verklebungen im Muskel-Faszien-Gewebe anzeigen.

Zu Beginn des Programms:	trifft zu (3 Punkte)		trifft nicht zu (0 Punkte)	
Nach Monat 1:	trifft zu (3 Punkte)		trifft nicht zu (0 Punkte	
Nach Monat 2:	trifft zu (3 Punkte)		trifft nicht zu (0 Punkte)	
Nach Monat 3:	trifft zu (3 Punkte)		trifft nicht zu (0 Punkte)	

Was sind Triggerpunkte?

Info

Fehlhaltungen, einseitige Belastungen, Bewegungsmangel, Verletzungen und Reizungen durch Spritzen können dazu führen, dass der Stoffwechsel in manchen Gewebebereichen eingeschränkt ist. Dadurch funktioniert das Zusammenspiel von Muskeln und Faszien nicht mehr richtig. Da sich die betroffenen Muskelfasern nicht mehr entspannen können, reagieren sie an bestimmten Stellen empfindlich auf Druck. Dies sind sogenannte Tendorpunkte. Wenn sich die Schmerzen auch auf andere Körperstellen fortleiten, werden diese Punkte als »Triggerpunkte« bezeichnet. Sie triggern einen Schmerz, der in anderen Bereichen spürbar wird.

Asymmetrische Bissebene

Stellen Sie sich vor einen Spiegel. Nehmen Sie zwei Holzspatel oder alternativ zwei breite Eisstiele. Legen Sie diese mit der flachen Seite zwischen Ihre Zahnreihen rechts und links, sodass Sie jeweils mit den Backenzähnen bis zu den Eckzähnen auf den Holzspatel beißen.

Ergebnis positiv: Die Spatel bilden keine einheitliche Ebene, sondern mindestens einer der beiden tendiert nach oben oder unten.

Bedeutung: Die Bissebene ist asymmetrisch. Gründe können ungleiche Zahnkontakte oder ein Kieferschiefstand sein.

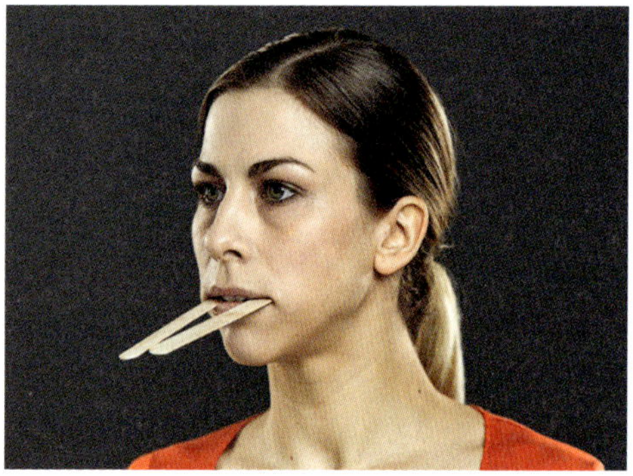

Befinden sich bei diesem Test die Spatel nicht auf einer Ebene, zeigt dies, dass der Aufbiss rechts und links nicht gleichmäßig ist.

Zu Beginn des Programms:	trifft zu (2 Punkte)		trifft nicht zu (0 Punkte)	
Nach Monat 1:	trifft zu (2 Punkte)		trifft nicht zu (0 Punkte	
Nach Monat 2:	trifft zu (2 Punkte)		trifft nicht zu (0 Punkte)	
Nach Monat 3:	trifft zu (2 Punkte)		trifft nicht zu (0 Punkte)	

Ungleichmäßige Zahnkontakte

Beißen Sie in aufrechter Position die Zähne wie beim üblichen Mundschluss aufeinander, und versuchen Sie, die Kontaktpunkte zu spüren. Schieben Sie dann den Unterkiefer nach vorn und spüren Sie auch hier, welche Zähne aufeinandertreffen.

Ergebnis positiv: Sie identifizieren eine verstärkte Belastung einer Seite oder eine punktuelle Belastung bestimmter Zähne.

Bedeutung: Die Kauebene ist unsymmetrisch.

Zu Beginn des Programms:	trifft zu (2 Punkte)		trifft nicht zu (0 Punkte)	
Nach Monat 1:	trifft zu (2 Punkte)		trifft nicht zu (0 Punkte	
Nach Monat 2:	trifft zu (2 Punkte)		trifft nicht zu (0 Punkte)	
Nach Monat 3:	trifft zu (2 Punkte)		trifft nicht zu (0 Punkte)	

Komprimierter Oberkiefer

Tasten Sie mit Ihrer Zunge am oberen Gaumen, ob Sie einen Wall in der Mitte finden, der von hinten nach vorn verläuft.

Ergebnis positiv: Sie finden den beschriebenen Wall.

Bedeutung: Die beiden Oberkieferhälften sind nach innen zur Mitte hin zusammengeschoben und drücken gegeneinander.

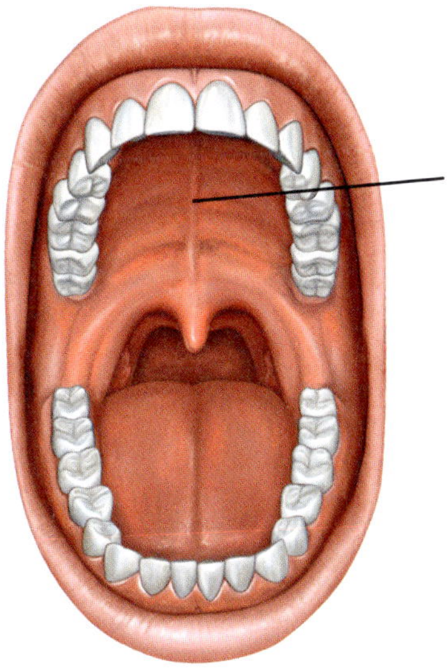

Die Abbildung zeigt einen komprimierten Oberkiefer mit dem typischen Wall in der Mitte des Gaumens.

Zu Beginn des Programms:	trifft zu (1 Punkte)		trifft nicht zu (0 Punkte)	
Nach Monat 1:	trifft zu (1 Punkte)		trifft nicht zu (0 Punkte	
Nach Monat 2:	trifft zu (1 Punkte)		trifft nicht zu (0 Punkte)	
Nach Monat 3:	trifft zu (1 Punkte)		trifft nicht zu (0 Punkte)	

Ihre Gesamtpunkte				
	Punktzahl zu Beginn des Programms	Punktzahl nach Monat 1	Punktzahl nach Monat 2	Punktzahl nach Monat 3
Summe Ihrer Punkte beim Selbsttest der Strukturen und Funktionen				

Gesamtauswertung aller drei Tests

	Punktzahl zu Beginn des Programms	Punktzahl nach Monat 1	Punktzahl nach Monat 2	Punktzahl nach Monat 3
Summe Ihrer Punkte bei der Befragung zu wichtigen Indizien für eine CMD (Seite 43)				
Summe Ihrer Punkte für sichtbare CMD-Anzeichen (Seite 43)				
Summe Ihrer Punkte beim Selbsttest der Strukturen und Funktionen (Seite 51)				
Gesamtpunktzahl				

CMD – ja oder nein? Blicken wir den Tatsachen ins Auge

0 bis 4 Punkte: Die Wahrscheinlichkeit einer CMD ist bei Ihnen eher gering. Gratulation! Damit das so bleibt, empfehle ich Ihnen, präventiv einige der Tipps aus dem Kapitel »Mit Lebensstilveränderungen der CMD entgegenwirken« (ab Seite 65) umzusetzen. Zusätzlich wiederholen Sie die Fragen und Tests am besten in circa einem halben bis einem Jahr noch einmal, um Veränderungen rechtzeitig zu erkennen.

5 bis 8 Punkte: Einiges, was in einem moderaten Zusammenhang mit einer CMD steht, ist bei Ihnen bereits auffällig. Bestenfalls sind Sie erst auf dem Weg, eine CMD zu entwickeln, im schlechtesten Fall sind Sie bereits davon betroffen. Es ist nur eine Frage der Zeit, bis deutlich spürbare Beschwerden auftreten werden. Besonders wenn Sie bereits Symptome bei sich festgestellt haben, sollten Sie die Empfehlungen und Übungen umsetzen, die Sie in diesem Ratgeber finden.

9 und mehr Punkte: Es ist sehr wahrscheinlich, dass sich die CMD mit ihren Symptomen bei Ihnen manifestiert hat. Jetzt heißt es reagieren, bevor Sie weiteren Schaden nehmen. Wirken Sie schnellstmöglich mit den später aufgezeigten Lebensstilveränderungen und Übungen einer fortschreitenden Verschlimmerung entgegen. Konsultieren Sie zeitnah einen Experten, der Sie untersucht und eine mögliche Behandlung mit Ihnen bespricht.

Hinweis: Aufgrund der Komplexität der CMD ist diese Auswertung nur als eine grobe Einordnung zu sehen, die in Kombination mit den individuellen Symptomen und dem Lebensstil ein akkurateres Bild liefert. Im Zweifel gilt natürlich immer: Gehen Sie zu Ihrem Arzt oder Therapeuten.

Untersuchungen beim Arzt und Therapeuten

Wie Sie gesehen haben, gibt es eine ganze Menge an Untersuchungen, die Sie selbst durchführen können, um die Wahrscheinlichkeit einer CMD abzuschätzen. Doch was macht denn nun der Arzt oder Therapeut, wenn Sie zu einem solchen gehen? Was unterscheidet dessen Testung von der Selbsttestung? Gibt es einen zusätzlichen Wert, wenn Sie einen Experten konsultieren? Tatsächlich entsprechen die ersten Tests beim Experten genau dem bereits beschriebenen Vorgehen mit Befragung, Blickdiagnostik und manuellen Funktionstests. Und hier gibt es sogar einen Heimvorteil, denn zu Hause können Sie all diese Tests in aller Ruhe sehr genau und bestenfalls sogar mehrmals durchführen. Der Vorteil des Fachmanns liegt natürlich darin, dass er sich mit dem Thema CMD gut auskennt, die entsprechende Erfahrung mit Vergleichsmöglichkeiten und weitere Untersuchungsmethoden hat. In der Kombination Ich-AG und Experte holen Sie vermutlich das Beste für sich heraus, auch wenn es nicht jeder Fachmann so gern hat, wenn ein mündiger, eigenverantwortlicher Patient mit viel Vorwissen kommt. Sollten Sie das Gefühl haben, dass dem so ist, fragen Sie sich, ob es der richtige Arzt oder Therapeut für Sie ist.

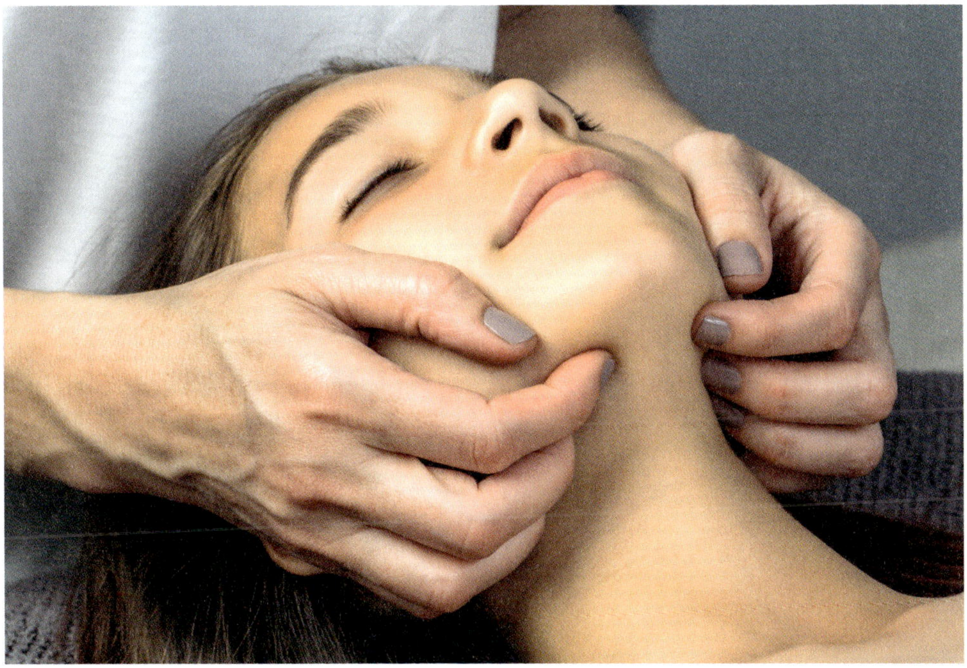

Das sorgfältige Abtasten und die Funktionsprüfung der Kiefergelenke und -muskulatur sind ein grundlegender Teil der klinischen Untersuchung.

Welche Experten führen welche Tests durch?

Info

Die verschiedenen Muskeltests werden überwiegend von Heilpraktikern und Osteopathen eingesetzt. Doch auch Zahnärzte, Kieferchirurgen, Physiotherapeuten und Orthopäden, die der Alternativmedizin gegenüber aufgeschlossen sind, bedienen sich mittlerweile dieser Methoden. Üblicher bei den Fachärzten – und diesen vorbehalten – sind die instrumentellen Funktionsanalysen. Das sind oft aufwendige apparative Verfahren, mit denen sehr detailliert Veränderungen der Gelenkposition und der Bisssituation dargestellt werden können.

Ablauf und Methoden der Untersuchung

Zunächst wird der Experte Sie in der Anamnese nach Ihren Beschwerden, Ihrer medizinischen Vorgeschichte, dem familiären Auftreten von CMD, Ihrer Lebensweise und eventuell nach Lebensereignissen fragen, die, zeitlich betrachtet, mit den Symptomen in Verbindung stehen könnten – dies kann beispielsweise der Verlust einer nahestehenden Person sein. Dabei wird er Sie im Sinne der Blickdiagnostik bereits nach ersten Anzeichen »scannen«, was in einem anschließenden Check, meist kombiniert mit ersten Tastbefunden, vertieft wird.

Mögliche strukturelle Veränderungen, wie zum Beispiel Gelenkentzündungen, werden beim weiteren Abtasten bei der sogenannten klinischen Funktionsanalyse aufgedeckt. Hierbei wird auch das Bewegungsausmaß des Unterkiefers geprüft. Ein Aufbisstest, mit dem festgestellt wird, ob die Belastung gleichmäßig auf das Gebiss und die Kiefergelenke verteilt ist oder eine Asymmetrie Stress auf den Körper überträgt, kann über verschiedene Wege erfolgen. Dies gilt ebenso für den Test, mit dem diagnostiziert wird, inwieweit die Kaumuskulatur an den Beschwerden beteiligt ist. Mögliche Methoden reichen von funktionellen und kinesiologischen Muskeltests über Bioresonanzanalysen, diagnostische Aufbissschienen und -kissen, bildgebende Verfahren wie Röntgen und Computertomografie bis hin zu komplexen, instrumentellen Funktionsanalysen, um nur einige Fachbezeichnungen in diesem Zusammenhang zu nennen.

Wenn eine CMD vorliegt, kann auch getestet werden, ob diese primär ist – ob sie also für weitere absteigende Beschwerden verantwortlich ist – oder ob es gerade umgekehrt ist und eine aufsteigende CMD vorliegt. Um Ihnen einen Eindruck zu vermitteln, wie solche Tests ablaufen können, stelle ich Ihnen zwei Möglichkeiten vor, die dem Therapeuten zur Verfügung stehen.

Funktioneller Test über die Beinlängendifferenz

Der Therapeut umfasst mit beiden Daumen auf gleicher Höhe die Innenknöchel des auf dem Rücken liegenden Patienten. Dann lässt er ihn sich mit ausgestreckten Beinen zum Sitz aufrichten, der Patient beißt dabei die Zahnreihen zusammen und richtet sich auf, die Arme nimmt er dabei nicht zur Hilfe. Ergibt sich dabei eine Beinlängendifferenz, so deutet das auf eine Schrägstellung des Bisses und/oder eine falsche Position der Kiefergelenke hin, die sich über einen Beckenschiefstand zeigen. Dann lässt der Therapeut den Patienten auf Watterollen beißen und wiederholt den Test noch einmal. Falls jetzt die Beinlängendifferenz verschwindet, ist eine Aufbissproblematik die Ursache für den Beckenschiefstand und die Beschwerden.

Hinweis für Träger von orthopädischen Schuheinlagen: Die von Orthopäden gern verschriebenen Schuheinlagen verfestigen einen funktionellen Beckenschiefstand und die Statik oft, was eine nachhaltige Besserung der Beschwerden verhindert.

Kinesiologischer Muskeltest

Über den kinesiologischen Muskeltest kann der Behandler differenzieren, ob die Kiefergelenke, die Kaumuskulatur oder der Aufbiss das Hauptproblem der Beschwerden darstellen. Nach einem Vortest übt der Therapeut Kraft auf den Testmuskel aus, zum Beispiel auf den ausgestreckten Arm, dem der Patient durch Gegenhalten widerstehen soll. Der Test wird bei festem Zusammenbeißen der Zähne wiederholt, wobei eine geringere Stabilität des getesteten Muskels für eine Aufbissproblematik steht. Wird der Testmuskel dagegen bei weiter Mundöffnung instabiler, besteht ein Problem in der Kaumuskulatur, die in diesen Fällen oft verkürzt und verhärtet ist. Durch eine auftretende Instabilität des Testmuskels bei gleichzeitiger Berührung der Kiefergelenke können diese als Übeltäter identifiziert werden. Die auffälligen Bereiche sollten dann vorrangig behandelt werden.

Auf einem dem kinesiologischen Muskeltest sehr ähnlichen Prinzip basiert der sogenannte Armlängentest. Dieser ist sogar mit ein wenig Übung relativ einfach selbst zu erlernen und in verschiedensten Lebensbereichen anwendbar. Die Wissbegierigen unter Ihnen finden allgemeine Informationen dazu unter www.DrPfitzer.de/cmd.

Experteninterview – Blickwinkel der ganzheitlichen Zahnmedizin

Dr. med. Heidrun Weinert erläutert im Interview, wie spezialisierte Zahnmediziner vorgehen, um eine CMD zu erkennen und welche speziellen Diagnoseinstrumente hier zum Einsatz kommen.

1. **Warum bleibt aus Ihrer Sicht als ganzheitliche Zahnärztin eine CMD heutzutage immer noch sehr oft unerkannt?**
   Meines Erachtens liegt es daran, dass die meisten Zahnärzte keine spezielle Ausbildung dazu haben, denn es handelt sich hier um eines der schwierigsten, wenn nicht das schwierigste Fachgebiet in unserem Beruf. Ein Zahnarzt mit einer speziellen Ausbildung zur Behandlung von CMD schaut, so sind meine Erfahrungen, anders in den Mund und befasst sich mit dem Patienten anders als ein »normaler« Zahnarzt. Es geht hier eben nicht allein darum, schnell mal eine Füllung zu legen oder ein, zwei Kronen anzufertigen. Hier geht es quasi um eine »systemische« Lösung, die das gesamte Gebiss und den ganzen Menschen mitsamt seinen Problemen einbezieht.

2. **Wie sehen die üblichen Schritte beim Zahnarzt aus, um eine CMD zu erkennen?**
   Am Anfang steht die Anamnese, also das Gespräch mit dem Patienten, das es möglich macht, das Beschwerdebild genau zu definieren. Im zweiten Schritt, der klinischen Untersuchung, folgt ein CMD-Kurzcheck zur sogenannten Objektivierung des Verdachts. Wenn der Verdacht sich erhärtet, wird eine klinische Funktionsanalyse erstellt, bei dem etwa Muskelschmerzen, Zahnabrieb und vieles mehr erfasst werden. Am Ende bestätigt sich entweder der Verdacht auf CMD, oder man kommt zu einer anderen Diagnose.

3. **Wie erklärt sich der Einsatz einer Schiene zur Diagnose?**
   Je nach Methode werden Diagnoseschienen verwendet, um eine CMD zu erkennen. Nach meiner Auffassung braucht es in den meisten Fällen keine Schiene zur Diagnose, die kann man vorher mit großer Wahrscheinlichkeit stellen. Ich verwende beispielsweise das »DROS®-Verfahren«. Hier ist die Schiene bereits von Anfang an gleichzeitig ein Therapeutikum. Zeit und Aufwand werden also gespart, die Wirkung ist größer und die Behandlungszeit für den Patienten wird kürzer.

4. Wie läuft der klassische Aufbisstest beim Zahnarzt ab?
Generell relativ gängig ist eine spezielle Indikatorfolie, die nach dem Aufbiss an den Zahnkontaktstellen Färbungen unterschiedlicher Intensität hinterlässt, worüber dann Rückschlüsse auf die Gleichmäßigkeit der Bissbelastung gezogen werden können. Das ist nach meiner Erfahrung bei der CMD nicht zielführend, da es sich hier um die sogenannte habituelle Okklusion handelt. Damit ist gemeint, dass es die momentane Bisssituation abbildet, die aber durch eine Muskelverspannung zustande kommt. Um wirklich den Aufbiss zu diagnostizieren, sollte vorher eine Muskelentspannung vorgenommen werden. Ich persönlich verwende folgende Methode: Ich fordere den Patienten auf, ganz locker und leicht den Mund ein paarmal ohne Zahnkontakt zu öffnen und zu schließen. Anschließend halte ich ihm rechts und links einen Holzspatel, wie ihn der HNO-Arzt benutzt, zwischen die Zahnreihen und fordere ihn auf, den Mund ganz leicht zu schließen, bis er den ersten Kontakt irgendwo spürt, dort soll er stoppen. Es zeigt sich zum Beispiel, dass er zuerst rechts im hinteren Backenbereich aufkommt. Die Spatel, von vorn betrachtet, sind dann nicht auf einer Höhe, sondern einer weist etwas mehr nach unten als der andere. Das könnte ein Hinweis auf einen sogenannten Frühkontakt in diesem Bereich sein. Wenn alles stimmen würde, würden beide Spatel parallel sein.

Grundsätzliches zur Therapie einer CMD

Wenn es um CMD geht, gilt leider gemeinhin nicht »Gefahr erkannt, Gefahr gebannt«. Insofern geht es nach dem Erkennen einer CMD in den allermeisten Fällen mit einer Behandlung weiter. Wichtig ist dabei, dass die erfolgreiche Behandlung die verschiedenen Entstehungsmöglichkeiten der CMD im Blick hat und diese auf verschiedenen Ebenen angehen muss – unter der Überschrift »Ursachen und Einflussfaktoren der CMD« wurde auf die potentiellen Ursachen ab Seite 16 bereits eingegangen. Weil die Ursachen multifaktoriell sind, ist ein interdisziplinärer Ansatz unerlässlich, wobei neben der ganzheitlichen Zahnmedizin, der Osteopathie, der Physiotherapie und der Orthopädie auch die Psychotherapie, die funktionelle Medizin und weitere Fachrichtungen eine Rolle spielen können.

Doch vergessen Sie nicht: Sie als Patient haben letztlich den Joker schlechthin in der Hand! Sie können Ihren »inneren Arzt« auf breit gefächerte Weise stimulieren, zum Teil wurden im Buch hier schon Möglichkeiten angedeutet, insbesondere aber im nächsten Kapitel »Mit Lebensstilveränderungen der CMD entgegenwirken« ab Seite 65 werden Sie dazu noch viel lesen. Was Sie eigenverantwortlich tun können, geht weit über die später vorgestellten körperlichen Selbstbehandlungsübungen hinaus. Außerdem bekommen Sie in diesem Kapitel noch mehr Informationen, die Ihnen durchaus auch dazu dienen sollen, um bei Ihrem Arzt oder Therapeuten das Thema anzusprechen und eventuell weitere Details zu den jeweiligen Behandlungsangeboten und -möglichkeiten einzufordern. Ich weiß, dass es nicht allen Kollegen so geht, aber mir persönlich sind aufgeklärte Patienten am liebsten, da ihnen die Basisinformationen bekannt sind und wir uns gemeinsam auf das Wesentliche für die individuelle Situation konzentrieren können.

Da es bei der Behandlung einer CMD allgemein nicht nur um eine schnelle Unterdrückung der Symptome, sondern um die ursächliche Therapie der vielschichtigen Auslöser gehen sollte, bedeutet das für Sie als Patient, dass Sie in Sachen Therapie Geduld und Durchhaltevermögen aufbringen müssen. Mund auf, Pille rein – das bringt bei CMD keinen nachhaltigen Erfolg. Je nach Komplexität und Dauer der CMD – und auch insbesondere je nachdem, welche Lebensstilveränderungen Sie umsetzen – kann eine erfolgreiche Behandlung Monate bis leider auch Jahre dauern. Doch selbst in diesem Fall gilt: Steter Tropfen höhlt den Stein!

Ärztliche und therapeutische Verfahren

Trotz vielfältiger Möglichkeiten, bei der CMD selbst etwas zu tun, ist es leider nicht immer möglich, eine erfolgreiche Behandlung ohne Hilfe von außen durchzuführen. Die Experten der verschiedenen Fachrichtungen haben zusätzliche

Der Faktor Stress

Info

Wenn Ihnen die Dinge über den Kopf wachsen, Sie der psychischen Belastungen nicht mehr Herr werden und Sie durch Eigenmaßnahmen Ihren Stresslevel nicht senken können, suchen Sie sich Unterstützung. Hierzu stehen Ihnen Psychotherapeuten oder Heilpraktiker für Psychotherapie mit Gesprächen oder Methoden der Verhaltenstherapie zur Verfügung. Wenn Sie tiefer an die Wurzeln vordringen möchten, eignen sich beispielsweise die psychoemotionale Kinesiologie oder gegebenenfalls eine Familienaufstellung aus der systemischen Therapie.

Therapiemethoden, die – je nach Schweregrad der CMD – notwendig sein können. Ein Überblick soll Ihnen helfen, sich besser im »Berufsdschungel« von Ärzten und Therapeuten orientieren zu können.

Verhärtete Muskeln und verklebte Faszien lösen

Muskuläre Verhärtungen und Faszienverklebungen können Sie größtenteils mit den im Kapitel »Effektive Übungen zur Selbstbehandlung einer CMD« ab Seite 40 beschriebenen Übungen relativ gut selbst lösen. Sollten sich die Verhärtungen und Verklebungen dann aber doch als hartnäckig erweisen, können die Physiotherapie und die Osteopathie als klassische Fachrichtungen in dieser Sache mit ihren manuellen Techniken unterstützen. Mit einer Art Druckmassage werden Spannungs- und Triggerpunkte so lange behandelt, bis die Symptome verschwinden oder deutlich nachlassen. Alternativ oder ergänzend dazu können auch der Akupunktur ähnliche Nadelungsverfahren mit und ohne Substanzen eingesetzt werden, um beispielsweise hartnäckige Triggerpunkte aufzulösen.

Die Körperhaltung ins Lot bringen

Die Physiotherapie und Osteopathie sowie auch die Orthopädie können Ihnen helfen, damit Ihre gesamte Haltung und Statik ins Lot kommt. Dabei ist wichtig, dass am ganzen Körper von Kopf bis Fuß und über verschiedene Strukturen wie Gelenke, Muskeln, Faszien und Nerven gearbeitet wird, um eine Stabilisierung der sich wechselseitig beeinflussenden Körperbereiche zu erreichen.

Das Nervensystem regulieren

Die Behandlung von Nervenstörungen und -irritationen ist ein Bereich der (craniosacralen) Osteopathie. Sie arbeitet nicht nur direkt an den Nerven, sondern öffnet auch über eine Regulation der Schädelknochen und des Kopfgelenks verengte Nervendurchtrittsstellen. Über eine Korrektur der verbundenen Strukturen, insbesondere der Halswirbelsäulen-Kreuzbein-Verbindung, entlastet sich letztlich auch das gesamte Nervensystem. Reflextherapien wie die (Ohr-)Akupunktur haben ebenfalls Einfluss auf das Nervensystem und wirken regulierend auf dieses ein.

Mit sanften Therapiemethoden unterstützen

Eine Einschätzung und Analyse der Stoffwechsellage mit anschließender Ernährungsumstellung, Darmsanierung und möglicher Aufbautherapie mit Mikroorganismen, Mikronährstoffen und Enzymen sowie eine Entgiftung des Organismus bieten Ihnen spezialisierte Ernährungstherapeuten, Heilpraktiker und die Kollegen der funktionellen Medizin. Es gibt immer auch Situationen, in denen eine medikamentöse Therapie zur akuten Schmerzlinderung und Entzündungshemmung sinnvoll ist, um überhaupt erst mit anderen Maßnahmen starten zu können. Diese sollte jedoch nach Möglichkeit so kurz und sanft wie möglich erfolgen, zum Beispiel mit Phytotherapie, Homöopathie oder ätherischen Ölen. Entsprechend ausgerichtete Heilpraktiker sind hier die richtigen Ansprechpartner.

Einen CMD-Spezialisten aufsuchen

Wenn bei Ihnen eine absteigende Symptomatik besteht, also wenn herausgefunden wurde, dass die Ursachen Ihrer Beschwerden direkt im Kausystem liegt, sollten Sie unbedingt einen ganzheitlichen, auf die CMD-Behandlung spezialisierten Zahnarzt beziehungsweise Kieferchirurgen aufsuchen.

Experteninterview – Blickwinkel der ganzheitlichen Zahnmedizin

Wie solch eine Behandlung aussehen kann und was dabei wichtig ist, lesen Sie in diesem Experteninterview mit Dr. med. Heidrun Weinert.

1. **Was ist das gängige Vorgehen beim Zahnarzt, um eine CMD zu behandeln?**
Üblich sind verschiedene Arten von Aufbissschienen, je nach Beschwerdebild und Ursachen, meist mit dem Ziel einer sogenannten zentrischen Unterkieferposition. Laut der Deutschen Gesellschaft für Funktionsdiagnostik und Therapie und der Deutschen Gesellschaft für zahnärztliche Prothetik und Werkstoffkunde wird die zentrische Kondylenposition, sprich die Position des Unterkieferkopfes im Gelenk, vereinfacht ausgedrückt, als optimal sitzende Position beider Unterkieferköpfe bezeichnet. Dabei werden eine physiologische Relation zwischen Unterkieferkopf und Gelenkscheibe sowie eine physiologische Belastung der beteiligten Gewebestrukturen angestrebt. Der Begriff der sogenannten Zentrik wird und wurde in der Vergangenheit viel kontrovers diskutiert. Ich erarbeite in meiner Praxis eine entspannte Unterkieferposition auf der DROS®-Schiene, die reproduzierbar ist und mit der sich der Patient wohlfühlt.

Als Erstes wird eine Schiene nur mit einem Aufbiss im Frontzahnbereich angefertigt, die der Patient vier bis fünf Tage lang trägt. In dieser Zeit besteht kein Zahnkontakt auf den Backenzähnen, sondern der Unterkiefer kann auf dem Frontzahnplateau frei »herumrutschen«. Ähnlich einem Holzspatel, den man sich mit der Hand locker zwischen die Schneidezähne legt, kann sich jetzt der Unterkiefer darauf nach hinten und vorn bewegen, aber auch nach rechts und links. Schon in dieser Position und in diesen paar Tagen berichten viele Patienten, dass »es sich besser anfühlt«.

Im zweiten Schritt wird dann die neue Unterkieferposition dokumentiert und die Schiene wird so umgebaut, dass auch an den Seiten Kontakt besteht. Diese Schiene wird nun in der nächsten Zeit wöchentlich so eingeschliffen, dass alle Zähne des Unterkiefers immer gleichmäßigen Kontakt auf der Schiene haben. In der ersten Zeit, mit zunehmender Entspannung, ändert sich die Unterkieferposition häufig, denn der Unterkiefer muss ja erst seine zum restlichen Körper passende Position finden. Aber nach und nach zentriert sich der Körper, und damit wird die Unterkieferlage stabiler, und nach insgesamt circa sechs bis zehn Wochen finden wir in der Regel eine völlig entspannte Unterkieferposition vor. Der Patient bestätigt das in der Regel, da er es auch so empfindet. Oft höre ich auch schon mitten während der Therapie: »Ja, wenn ich die Schiene jetzt rausnehme, passen meine Zähne gar nicht mehr aufeinander.« Das ist dann richtig, da der Unterkiefer sich jetzt in einer anderen Position zum Oberkiefer befindet als vor der Schienentherapie und somit natürlich die Kontaktflächen nicht mehr aufeinanderpassen. Nach der Schienentherapie wird die Unterkieferposition wieder registriert und im sogenannten Abschlussregistrat festgehalten. So kann man dann die ursprüngliche Unterkieferlage mit der jetzigen vergleichen. In circa 99 Prozent der Fälle gibt es eine Diskrepanz. Sehr oft, und das beobachte ich am häufigsten, ist der Biss an den Seiten abgesunken.

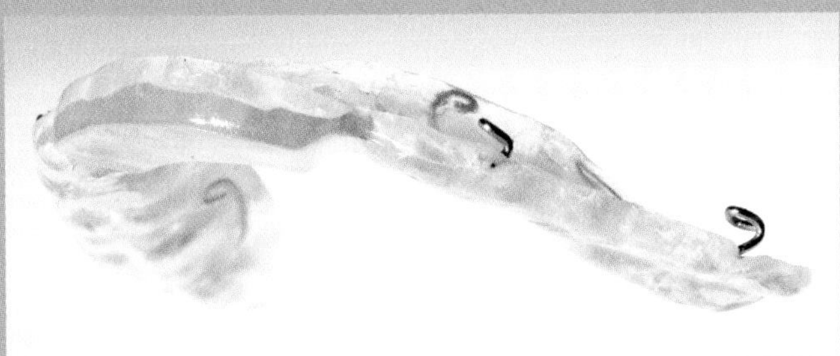

Die DROS®-Schiene ist keine reine Schutzschiene, sondern verfolgt als diagnostische und therapeutische Aufbissschiene ein therapeutisches Ziel.

Schritt drei ist das sogenannte Wax-up. Hier werden auf den Gipsmodellen von Ober- und Unterkiefer die »alten« Zähne mit Wachs so aufgebaut, wie es für einen optimalen Biss entsprechend des Abschlussregistrats erforderlich wäre. Ich kann dann sehen, welche Zähne eine Erhöhung brauchen oder – das gibt es auch manchmal – zusätzlich eine Reduktion. Diese Zähne werden dann entsprechend dem Wax-up ganz systematisch und genau eingeschliffen. Erst anhand des Wax-up kann also ein entsprechender Heil- und Kostenplan zusammengestellt werden, auf dem genau ersichtlich ist, was geändert werden muss. Das kann bei Zähnen, die bisher unversehrt waren, aber eventuell eine Erhöhung brauchen, zum Beispiel eine substanzschonende Teilkrone aus Vollkeramik sein. Oder eine alte Krone muss durch eine höhere ersetzt werden. Sollte sich der Patient dann für die Therapie entscheiden, wird die mittels der Schienentherapie gefundene Unterkieferposition haargenau in die neuen Kronen umgesetzt. Sollte der Patient keine Kronen wünschen und sich mit der Schiene wohlfühlen, kann auch an dieser Stelle die Behandlung abgeschlossen werden. Der Patient kann dann die Schiene nach eigenem Bedarf nur in der Nacht oder auch tagsüber tragen, denn auf der Schiene hat er über die veränderte Kieferposition den richtigen Biss.

2. **In wie viel Prozent der Fälle können die CMD-assoziierten Beschwerden beseitigt beziehungsweise vermindert werden?**
Bei guter Mitarbeit der Patienten – und das ist unbedingte Voraussetzung – gibt es in circa 90 Prozent eine Verbesserung, völlige Beschwerdefreiheit zu circa 40 bis 60 Prozent. Dazu müssen die Patienten die Schiene regelmäßig und häufig tragen und die Termine einhalten.

3. **Was verstehen Sie unter guter Mitarbeit der Patienten?**
Nach meiner Erfahrung können Patienten selbst sehr viel dazu beitragen, dass eine CMD gar nicht erst entsteht oder sich verbessert. Das Hauptthema, das wir in der Schule nicht lernen, ist, den Alltagsstress zu eliminieren. Jeder macht sich den Stress selbst. Das heißt, hier gilt es Bewusstsein zu entwickeln, was will ich wirklich, welches Leben möchte ich führen, was ist meine Bestimmung hier auf dieser Welt? Man kann andersherum auch beim Körper anfangen oder parallel zu anderen Maßnahmen einbeziehen. Hierfür ist die Schienentherapie bestens geeignet, um zu schauen, in welchen Situationen beiße ich fest zu, wann ziehe ich die Schultern hoch, wann verspanne ich den gesamten Körper oder Teile davon, um nur einiges anzureißen. Ein Mensch bekommt eine CMD ja nicht ohne Grund, sie

soll ihm etwas sagen, etwas zeigen. Bei Patienten mit zum Teil heftigen Beschwerden waren immer diejenigen erfolgreich mit der Therapie, die sich selbst auf den Weg gemacht haben. Sie haben die Impulse, die ich Ihnen gegeben habe, genutzt, etwas erkannt und geändert.

4. **Mit welchem durchschnittlichen Behandlungszeitraum muss ein CMD-Patient rechnen?**
Das hängt von verschiedenen Faktoren ab: von der Mitarbeit des Patienten, ob noch Implantate gesetzt werden müssen und welche Vorarbeit geleistet werden muss. Das wären beispielsweise die Erneuerung defekter Füllungen, damit während der Schienentherapie nichts an den Zähnen verändert werden muss, oder eine Behandlung von Parodontose. Und nicht zuletzt hängt es davon ab, wie kooperativ die Krankenkassen sind. Wir haben schon nach drei bis vier Monaten solche Behandlungen erfolgreich beendet.

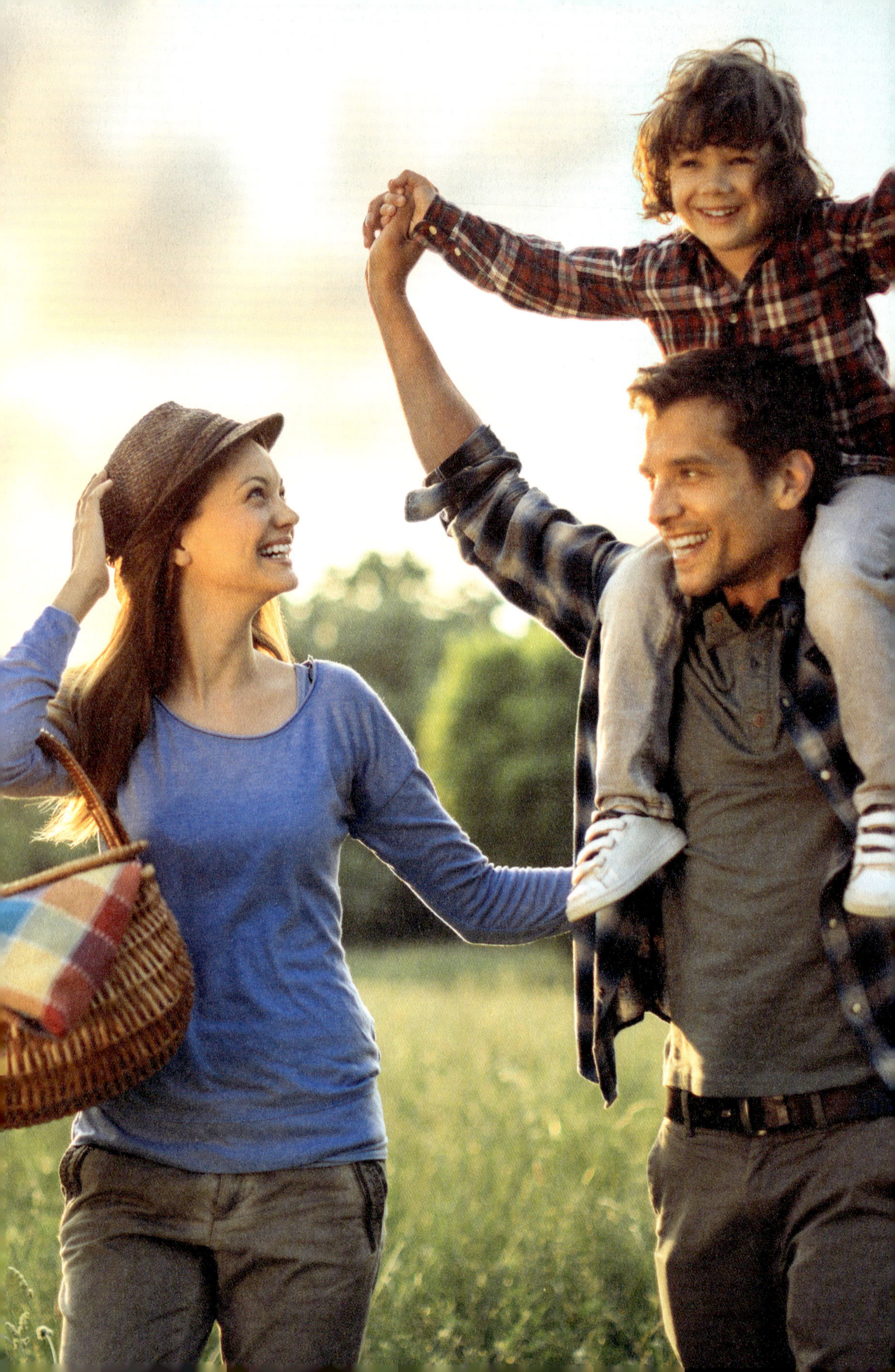

MIT LEBENSSTIL-VERÄNDERUNGEN DER CMD ENTGEGENWIRKEN

Weil sich Alltagsaktivitäten ständig wiederholen, haben diesbezügliche Veränderungen eine enorme Wirkung. Denn es gilt: Wir sind das Ergebnis unseres täglichen Verhaltens, Denkens und Tuns. Wer an den immer wiederkehrenden Gewohnheiten nichts ändert, kann auch bei der CMD keine Besserung erwarten. Letztendlich liegt der Schlüssel zur Veränderung bei Ihnen.

Erinnerungshilfen für mehr Umsetzungserfolg

Haben Sie nun Interesse, Ihren Lebensstil zu ändern? Das ist prima. Nur leider scheitern viele gute Absichten bereits an dieser Stelle – sie kommen nicht einmal in die Umsetzung. Die Absichten werden genauso schnell vergessen, wie sie gefasst werden. Daher habe ich folgende Empfehlung: Bevor Sie weiterlesen, holen Sie sich etwas zu schreiben, ein paar verschiedenfarbige Klebezettel oder Ihr Handy, sodass Sie sich Stichworte notieren können, sobald Sie auf den folgenden Seiten Hinweise und Übungen lesen, die Sie für sich als wertvoll betrachten.

Klebezettel können Sie als Erinnerungshilfen an Stellen kleben, die Sie häufig sehen, wie zum Beispiel den Badezimmerspiegel, den Computerbildschirm, das Armaturenbrett im Auto und, und, und. Alternativ oder kombiniert können Sie Ihr Handy und den Computer sinnvoll nutzen, um sich mit Alarmsignalen an ein bestimmtes Thema erinnern zu lassen. Über diese sogenannten Anker werden Sie regelmäßig an Ihre Vorhaben erinnert und können diese so schneller verinnerlichen. Und nicht verzagen, wenn Sie Ihre Veränderungen nur allmählich in Ihr Verhalten integrieren können, das ist ganz normal. Halten Sie durch! 21 Tage ist ein gutes erstes Durchhalteziel.

Und nun kommen wir dazu, welche Faktoren Sie in Ihrem Alltag genauer beleuchten und gegebenenfalls ändern können. Sie werden sehen, wie viel in Ihrer eigenen Macht steht!

Die 21-Tage-Regel der Gewohnheitsänderung

Info

Empirische Untersuchungen zeigen, dass nach täglicher Wiederholung über 21 fortlaufende Tage – am besten zur gleichen Zeit am gleichen Ort – eine Aktivität in eine Gewohnheit übergeht. Wird die Zeitspanne weiter ausgedehnt, zum Beispiel auf einen Monat, so festigt sich auch die neue Gewohnheit umso mehr.

Guter Umgang mit Stress

Im ersten Kapitel haben Sie gelesen, dass Stress ein wesentlicher Einflussfaktor der CMD ist. »Mach keinen Stress!« – haben Sie das nicht schon einmal genervt zu jemandem gesagt oder zumindest gedacht? Doch in letzter Konsequenz gilt diese Aussage dann auch für einen selbst, denn das negative Stressgefühl in einem erzeugt man letztlich selbst. Das Gute ist, dass Sie so auch selbst etwas dagegen tun können – und das ist dringend anzuraten. Laut der Weltgesundheitsorganisation WHO gehört Stress zu einer der größten Gesundheitsgefahren des 21. Jahrhunderts. Auch meiner Praxiserfahrung nach ist ein gesunder Umgang mit Stress, die sogenannte Stressresilienz, der Gesundheitsbaustein Nummer eins und steht über allem anderen. Dennoch wird die andauernde Stresseinwirkung von den Menschen häufig noch immer unterschätzt und in unserer schnelllebigen Zeit oft auch bewusst ignoriert – bis es zu ernsteren Erkrankungen kommt.

Palmieren als Schnellhilfe gegen Anspannung

Eine tolle, da sehr einfache und überall schnell durchführbare Methode, um etwas gegen die mentale Anspannung zu tun, ist das »Palmieren«, was sich von dem englischen Wort »palm« ableitet, das für Handfläche steht. Reiben Sie für 30 bis 60 Sekunden Ihre Handflächen schnell aneinander, bis diese spürbar warm werden. Legen Sie diese dann über Stirn, Augen, Kiefer, Ohren oder in den Nacken, und genießen Sie die entspannende Wärme. Neben dem Palmieren gibt es natürlich etliche, dem ein oder anderen bekannte Entspannungstechniken, wie autogenes Training, progressive Muskelentspannung nach Jacobson, Yoga oder Meditation. Letztendlich ist wichtig, dass Sie selbst ausprobieren, was Ihnen zusagt. Auch ein Spaziergang in der Natur kann Wunder bewirken.

Auch viele der Hinweise, die Sie im Laufe des Kapitels noch finden, beispielsweise zum Thema Schlaf, wirken letzten Endes ebenfalls über eine Reduktion von Stressfaktoren unterschiedlichster Art manche direkt, andere indirekt. Manche verstärkt über die körperlich-strukturelle Ebene, andere über die geistige und emotionale Ebene. Körper, Geist und Seele sind im Endeffekt alles eins und können nicht als getrennt voneinander betrachtet werden. Die drei Anteile sind letztendlich lediglich verschiedene energetische Ebenen unseres Selbst, die sich jedoch zeitgleich zum Ausdruck bringen. Daher kann nicht nur entweder der Körper, entweder der Geist oder entweder die Seele beeinflusst werden, sondern es werden automatisch immer alle drei wechselseitig reagieren.

Unterstützung von der Krankenkasse

Info

Viele Kurse, in denen Stressbewältigungsmethoden vermittelt werden, werden übrigens im Rahmen des Präventionsgesetzes nach Paragraf 20 als Gesundheitskurse von den gesetzlichen Krankenkassen bis zu 80 Prozent bezuschusst. Eine Liste der Angebote finden Sie üblicherweise auf der Internetseite Ihrer Krankenversicherung.

Kurzentspannung bei CMD

Um Ihnen einen kleinen Eindruck und eine direkte Hilfestellung an die Hand zu geben, hat die Psychologin und Entspannungstrainerin Manon Kohn aus München speziell für diesen Ratgeber eine auf den CMD-Symptomenkomplex abgestimmte Kurzentspannung entwickelt. Sie basiert auf der Entspannungsmethode des autogenen Trainings. Hierbei wird das Prinzip der Autosuggestion (Selbstbeeinflussung) angewendet. Wenn Sie wohlig entspannt sind, fühlen Sie sich auch angenehm warm. Dieses Wärmegefühl geht mit einer entspannten Muskulatur und einer guten Durchblutung einher.

Lesen Sie sich die nachfolgende Übung am besten mehrmals durch, oder sprechen Sie sich den Text mit der Aufnahmefunktion auf Ihr Smartphone auf. Führen Sie anschließend die Übung entspannt auf dem Rücken liegend durch. Dabei ist es völlig unwesentlich, ob Sie sich innerlich genau die Worte aus dem Text vorsagen. Es geht vielmehr darum, die Entspannung in jedem Körperteil bewusst wahrzunehmen. Lassen Sie sich dafür Zeit. Nach einigen Übungsdurchgängen wird Ihnen die Abfolge der Übung immer geläufiger sein, und Sie werden die Entspannung immer schneller hervorrufen können.

Um das autogene Training vollständig zu erlernen, empfiehlt es sich, einen angeleiteten Kurs zu besuchen.

Übung: autogenes Training zur Entspannung des Kausystems

Ich nehme mir einen Moment Zeit, um ganz im Hier und Jetzt anzukommen.

Ich spüre meinen Rücken, meine Schultern und meinen Nacken.
Mit jedem Ausatmen lasse ich alle Anspannung los.

Die Entspannung breitet sich aus, vom Nacken über die Ohren bis zur Stirn.
Ich spüre, wie sich meine gesamte Kopfhaut und meine Stirn angenehm entspannen.

Ich spüre meine Augen, meine Wangen und meine Zunge.
Ich öffne leicht den Mund und lasse alle Anspannung los.
Mein Zungengrund ist weich und entspannt, meine Zunge ist jetzt vollkommen entspannt.
Ich genieße die Erholung, die sich einstellt.
Ich spüre meinen Kiefer und lasse auch hier alle Anspannung los.

Ich spüre, wie sich eine angenehme Wärme von der Mitte meines Mundraumes ausbreitet.
Die Wärme breitet sich wohlig bis in meine Kiefergelenke aus.
Dabei bleibt meine Stirn angenehm kühl.

Die Wärme tut mir gut, und ich spüre, wie mein ganzer Mundraum weich und entspannt ist.
Ich tue nichts, ich lasse die angenehme Entspannung einfach geschehen.
Ich erlaube mir, diesen Zustand tiefer Entspannung zu genießen.

Wenn ich bereit bin, komme ich langsam wieder ins Hier und Jetzt, recke und strecke mich und bin frisch und entspannt!

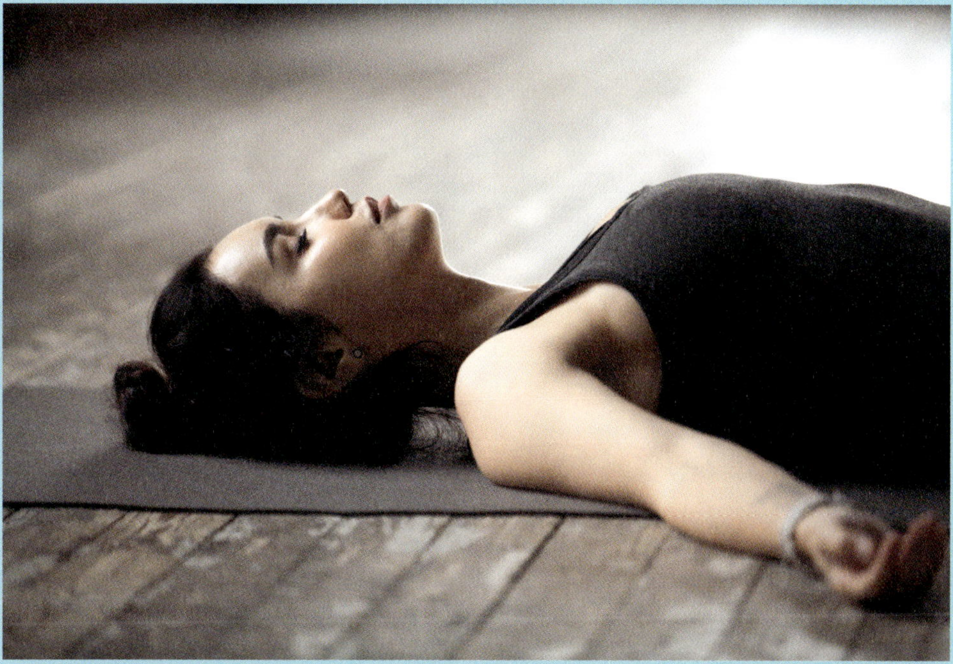

Die richtige Körperhaltung

Können Sie sich an die Situation als Kind am Esstisch erinnern, als Ihre Eltern sagten: »Sitz gerade, Kind!«? Und tatsächlich haben Ihre Eltern Ihnen einen guten Rat mit auf den Weg gegeben, denn eine gesunde Körperhaltung ist bei der Therapie der CMD sehr wichtig.

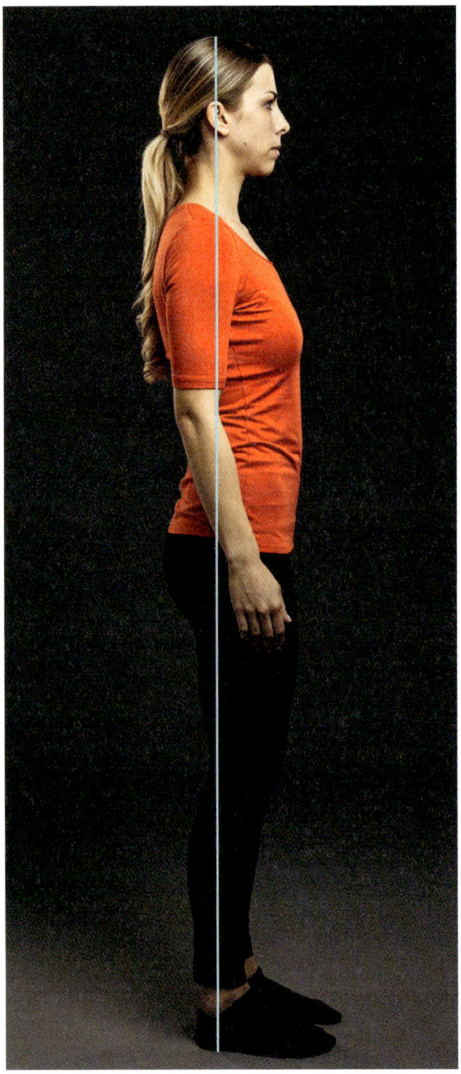

Von der Seite betrachtet, sollte Ihr Körper im Stand so ausgerichtet sein, dass vom obersten Scheitelpunkt durch die Ohren, die Schultern, die Hüfte und die Knie bis zu den Fußknöcheln eine senkrechte Linie möglich ist.

Generell gilt als vorteilhafte Körperhaltung, wenn bei Seitenansicht der oberste Scheitelpunkt, die Ohren, die Schultern, die Hüfte, die Knie und die Knöchel auf einer Linie liegen. Dabei ruhen die Gelenkachsen optimal über dem Körperschwerpunkt, und Muskel-Faszien-Span-

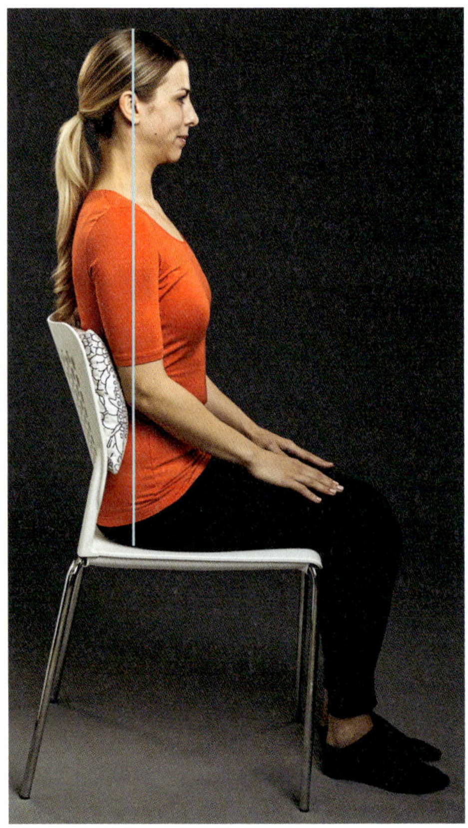

Auch in der aufrechten Sitzposition sollte vom obersten Scheitelpunkt des Kopfes durch Ohren, Schultern und Hüfte eine senkrechte Linie gezogen werden können. Zwischendurch ist aber auch »Lümmeln« erlaubt.

nungen sind gut ausbalanciert. Lockere, nicht nach hinten durchgedrückte Knie, ein nach hinten unten gesenktes Becken, locker hängende Schultern, ein aufgerichtetes Brustbein, ein gerade nach oben aufgerichteter Hals und ein Kopf mit einem leicht nach unten und hinten gerichteten Kinn sind die wesentlichen Merkmale, die sich teilweise gegenseitig bedingen. Schauen Sie einmal in den Spiegel, fragen Sie Ihren Partner, oder machen Sie ein Foto mit Selbstauslöser. Wie nah kommen Sie dieser Optimalhaltung?

Wenn Sie feststellen, dass Ihre Körperhaltung sich deutlich von der Optimalhaltung unterscheidet, können Sie folgendermaßen versuchen, Ihre Körperhaltung Schritt für Schritt zu optimieren: Stellen Sie sich vor, die oben beschriebene Achse ist ein Stab, der senkrecht durch Ihren Körper verläuft und Ihren Kopf ganz oben am Scheitel zwischen den Ohren verlässt. Schieben Sie sich an diesem Stab aktiv nach oben entlang Richtung Himmel, und achten Sie darauf, dass Ihr Kinn sich leicht nach unten hinten in Richtung einer »Doppelkinnposition« schiebt. Dabei spüren Sie wahrscheinlich ein Dehngefühl in Ihren Nackenmuskeln. Versuchen Sie wahrzunehmen, wie sich durch diese Aufrichtung alle anderen Körperachsen ausrichten. Wenn Sie wie die Wurzeln und die Krone eines Baumes die Erde mit dem Himmel verbinden, kann die Energie frei zwischen Ihren Füßen und dem Kopf durch Ihren Organismus fließen. In traditionellen Heilweisen entspricht dies dem Energiefluss zwischen dem Wurzelchakra unterhalb des Steißbeins, das zur Erdung dient, und dem Kronenchakra oben am Kopf, dem Tor zum höheren Selbst. Zu Übungszwecken können Sie sich in dieser Haltung ein Kissen oder Buch auf den Kopf legen und dieses, während Sie im Zimmer umhergehen, balancieren. So merken Sie schnell, ob Sie die Haltung beibehalten oder nicht, denn dann fällt Ihr Balancestück vom Kopf herunter.

Zu Beginn empfehle ich Ihnen, nicht zu lange am Stück in der noch ungewohnten Haltung zu bleiben, da die Gefahr besteht, dass Sie sich verspannen. Erinnern Sie sich vielmehr immer mal wieder im Alltag daran, und versuchen Sie, sich die neue Haltung nicht nur im Stehen, sondern auch im Gehen und Sitzen mit der Zeit anzugewöhnen. Übertragen Sie die Haltung zunehmend auf mehr Alltagssituationen, und schaffen Sie somit die Basis für ein »Leben mit mehr Haltung«.

Bewegung ist Belebung

Nachdem Sie bereits etwas über die – zugegebenermaßen – anfänglich relativ statisch wirkende Körperhaltung gelernt haben, geht es jetzt darum, in Bewegung zu kommen. Denn nur wer sich bewegt, kann auch etwas bewegen!

Die gewünschten Effekte hierbei sind, die Durchblutung sowie den Lymphtransport anzuregen, die Gelenke zu schmieren, Spannungen auszugleichen und damit auch eine bessere Beweglichkeit zu erreichen. All das führt letztendlich auch zu einer Reduzierung des Stressniveaus. Hierbei gilt jedoch: das Ganze ohne Leistungsdruck oder Wettkampfcharakter, sondern aus Freude! Gerade Leistungssportler zeigen oft eine starke Selbstkontrolle, haben hohe Ansprüche an sich selbst und geben verbissen Vollgas, was den Körper wieder unter Stress setzt. Wie Sie schon aus der Formulierung heraushören – da verspannt auch der Kauapparat. Gesunder Sport ist vielmehr als Werkzeug zu sehen, damit unser Organismus Spannungen abbauen kann – anstatt weiter aufzubauen – und wirklich einen Ausgleich bekommt. Hilfreiche Sportarten, zusätzlich zu einem möglichst ohnehin bewegungsreichen Tag, sind beispielsweise Rückenschwimmen, Walken oder lockeres Laufen. Schon ein täglicher Spaziergang von 30 bis 40 Minuten wirkt oft Wunder, am besten in der Natur mit frischer Luft und Sonnenlicht. Um leichter den »inneren Schweinehund« zu überwinden, greifen Sie zu den am Anfang des Kapitels beschriebenen Hilfen, und verabreden Sie sich am besten mit Freunden oder Kollegen, um sich gegenseitig zu motivieren. So schaffen Sie es am leichtesten, Bewegung zu einem Teil Ihres täglichen Lebens werden zu lassen. Und übrigens: Moderate Bewegung trägt auch zu einem guten Schlaf bei, womit wir beim nächsten Punkt sind.

Erholsamer Schlaf

Wer sich bewegt, darf auch ruhen. Etwa ein Drittel Ihrer Lebenszeit verbringen Sie mit Schlafen – und das zu Recht! Denn im Schlaf regeneriert und repariert der Organismus, was der Mensch ihm im Lauf des Tages abverlangt. Für diese Regenerationsvorgänge ist ein möglichst entspanntes Muskel-Faszien-Gewebe eine Voraussetzung. Daher schlafen wir im Liegen. Durch die im Liegen vorwiegend entspannte Skelettmuskulatur können aufgebaute Spannungen allerdings nur über die Bewegung der Kiefermuskulatur ausgeglichen und abgebaut werden. Zudem nutzt der Organismus die Gunst der Stunde, Unebenheiten im Aufbiss zu regulieren. Außerdem verarbeiten Menschen im Schlaf die Erlebnisse des Tages. So kommt es zu Vorgängen wie Zähneknirschen oder Zunge an den Gaumen pressen. Was kann also für einen entspannten Schlaf getan werden? Abgesehen von einer für Sie geeigneten Matratze ist für einen entspannten Kiefer-Kopf-Nacken-Schulterbereich wichtig, dass der Nacken nur leicht in seiner natürlichen Krümmung unterstützt wird, während Ihre Schultern nicht auf dem Kissen, sondern frei auf der Matratze liegen. Die optimale Matratzenhärte ist für jeden unterschiedlich und sollte individuell durch Testliegen oder noch besser Testschlafen herausgefunden werden. So kann der Körper am besten entspannen und seiner nächtlichen Reparaturfunktion und damit Selbstheilung nachkommen.

Wärme- oder Kälteanwendungen

Info

Diesen Klassiker, besonders zur Akutversorgung, kennt vermutlich jeder. Probieren Sie für sich aus, was bei Ihren individuellen CMD-assoziierten Schmerzen zum Beispiel am Kiefer, Kopf oder Rücken guttut. Generell gilt: Bei Muskelverspannungen hilft Wärme, bei Entzündungsprozessen Kälte. Ein warmes Bad, eine Wärmflasche, ein erhitzbares Kirschkernkissen beziehungsweise Kühlakkus, umwickelt mit einem Tuch, oder ein kalter Waschlappen sind nur einige Anwendungsbeispiele für zu Hause.

Nun fragen Sie sich vielleicht, was ist denn überhaupt die beste Schlafposition? Generell kann unser Körper in Rückenlage die meisten Muskeln entspannen, was besonders für Ihren Schulter-Nacken-Bereich hilfreich ist. Die seitliche Lage ist bei entsprechender Nackenunterstützung sicherlich die nächstbeste Lösung, wobei hier allerdings die aufliegende Schulter und eventuell das Kiefergelenk einem ungünstigen Druck ausgesetzt sind. Die Bauchlage ist bei Beschwerden im Kiefer-Nacken-Bereich nicht zu empfehlen, da sie sich durch die starke Halswirbelsäulenverdrehung und die seitliche Kieferverschiebung eher negativ auswirkt.

Gehören Sie vorrangig zu den Bauch- oder auch Seitenschläfern, so kann es hilfreich sein, sich Stück für Stück umzugewöhnen. Am einfachsten ist es umzusetzen, wenn Sie insbesondere das Einschlafen in Rückenlage versuchen. Denn auch in einer bestimmten Position einzuschlafen ist letztlich eine Gewohnheit, die entsprechend auch umgewöhnt werden kann. Außerdem gilt für diesen Punkt, dass man sich natürlicherweise ohnehin regelmäßig im Schlaf umdreht, im Schnitt 26-mal. Ob Sie als Rückenschläfer also tatsächlich den größten Teil der Nacht in Rückenlage verbringen, das ist sowieso eine andere Frage.

Bewusste Atmung

Nicht nur für einen erholsamen Schlaf, sondern besonders auch im stressigen Alltag ist eine tiefe und bewusste Atmung von Bedeutung. Sie sorgt über Aktivierung des Vagusnervs und einen messbaren Anstieg des Mineralstoffs Magnesium im Blut für Entspannung. Außerdem regt eine tiefe Atmung über das Zwerchfell – unseren Hauptatemmuskel – den Lymphfluss an, sodass sie damit dem Abtransport von Stoffwechselabfallprodukten dienlich ist. Auch eine gute Durchlüftung der Kiefer-, Stirn- und Nasennebenhöhlen wird durch die tiefe Atmung gewährleistet. Dies ist besonders hilfreich bei

Entzündungs- und Entgiftungsprozessen – auf die CMD bezogen, kommt dies beispielsweise bei Zahnwurzelentzündungen oder bei Giftstoffen, die über Zahnfüllungen aufgenommen werden, zum Tragen. Insbesondere ist hier an Amalgam zu denken. Des Weiteren bringt Sie eine bewusste Atmung auch besser ins Hier und Jetzt und vereinfacht so das Loslassen der verbissenen Kieferpartie. Es gibt etliche Atemtechniken für bewussteres Atmen. Die einfachste – und damit am schnellsten und einfachsten in den Alltag zu integrierende Technik – ist die tiefe Atmung in den gesamten Unterleib. Stellen Sie sich für diese vor, dass Sie mit der Einatmung einen Ballon in Ihrem Unterleib aufblasen, der sich in alle Richtungen ausdehnt – also nicht nur nach vorn in den Bauch, sondern auch in die Seiten und nach hinten in den Rücken. Schließen Sie dabei am besten die Augen, um sich voll auf die Atmung konzentrieren zu können. Besonders für Vielsitzer gilt aufgrund der dadurch üblicherweise sehr flachen Atmung: Schon mit dreimal täglich für nur eine Minute bewusst ausgeführten tiefen Atemzügen in den Unterleib können Sie etwas Gutes für Ihre Gesundheit tun. Wenn Sie dies an der frischen Luft oder dem geöffneten Fenster machen, umso besser!

Optimale Zahngesundheit

Bei einer craniomandibulären Dysfunktion ist die direkte Pflege des gesamten Kauapparats von entscheidender Bedeutung, sowohl in der Vorsorge als auch bei bereits spürbaren Auswirkungen wie beispielsweise Zähneknirschen oder Kiefergelenkschmerzen. Denn durch eine möglichst optimale Zahngesundheit kann nicht nur Karies und Zahnfleischentzündungen vorgebeugt werden, sondern auch deren Konsequenzen, wie größeren Zahnschäden oder Wurzelentzündungen beispielsweise.

Ist die Zahnhygiene mangelhaft, können größere Eingriffe notwendig sein: von Zahnfüllungen über Wurzelbehandlungen bis hin zum Zahnziehen und zu Implantaten. All diese Behandlungen können letztendlich Einfluss auf den Aufbiss, die Kaumuskelspannung und den Bewegungsablauf in den Kiefergelenken nehmen. Zur optimalen Zahngesundheit finden Sie im folgenden Interview aus zahnmedizinischer Sicht genauere Hinweise.

Experteninterview – Blickwinkel der ganzheitlichen Zahnmedizin

Zahngesundheit ist bei einer CMD ein wichtiger Punkt – Dr. med. Weinert erklärt in dem Interview, worauf es ankommt.

1. **Was sind die konkreten Empfehlungen zur Zahnhygiene?**
   Die Basis für eine gute Zahngesundheit kann jeder zunächst durch regelmäßiges Zähneputzen dreimal täglich und die Verwendung von Zahnseide für die Zahnzwischenräume selbst legen. Der wichtigste Zeitpunkt zum Zähneputzen ist abends vor dem Schlafengehen, um letzte Essensreste zu entfernen, die ansonsten über Nacht von den Bakterien im Mund zu zahnschädigenden Substanzen, insbesondere Säuren, umgesetzt werden. Zuckerfreie Kaugummis mit dem Inhaltsstoff Xylit, die den Speichelfluss anregen und Karies hemmen, sind weitere einfache Möglichkeiten, um die Zähne zu pflegen. Je nach Situation ist zusätzlich ein- bis zweimal jährlich eine professionelle Zahnreinigung zu empfehlen.

2. **Was kann man neben der klassischen Zahnhygiene noch tun, um typische Zahngefahren im Alltag zu vermeiden?**
   Eine weitere Möglichkeit, die Zahngesundheit positiv zu beeinflussen und damit in der Folge das CMD-Risiko zu minimieren, ist, den Speichel eher im leicht basischen pH-Bereich, bei etwa 7,1, zu halten. Dadurch kann der Zahnschmelz optimal mit Mineralien versorgt, die Wundheilung verbessert und die Entzündungsneigung des Zahnfleischs reduziert werden. Der optimale pH-Wert kann insbesondere über die Auswahl der Nahrungsmittel und der Zahnpflegemittel, zum Beispiel einer basischen Zahnpasta, erreicht werden. Zudem sollte man nach säurehaltigen und zuckerhaltigen Lebensmitteln, wie beispielsweise auch Fruchtsäften und gewissen Obstsorten wie Orangen oder Kiwis, besser 30 bis 60 Minuten warten, bevor man die Zähne putzt. Somit wird der Abrieb des durch die Säure angelösten Zahnschmelzes vermieden. Auch Rauchen ist nicht nur allgemein, sondern auch speziell für die Zähne, die Mundschleimhaut und das Zahnfleisch alles andere als gesund.

Auf die Ernährung achten

Auch Ernährung ist ein wichtiges Thema in Sachen CMD. Ernährung ist zudem ein sehr umfassendes Thema, sodass ich Ihnen hier lediglich einen kurzen Abriss dazu geben kann. Meist wird über das »Was essen?« gesprochen, weswegen ich hier bewusst mit dem »Wie essen?« anfangen möchte. Bei einer Störung des Kausystems sollte während des Essens tatsächlich immer wieder der Kauvorgang beobachtet werden. Ist der Kaudruck rechts, links, vorn, hinten gleich stark, oder belasten Sie manche Bereiche stärker als andere? Verschiebt sich beim Mahlvorgang der Unterkiefer verstärkt nach rechts oder links? Das kann Ihnen, Ihrem Zahnarzt und Therapeuten Hinweise auf die Zahn- und Kiefergelenkstellung geben.

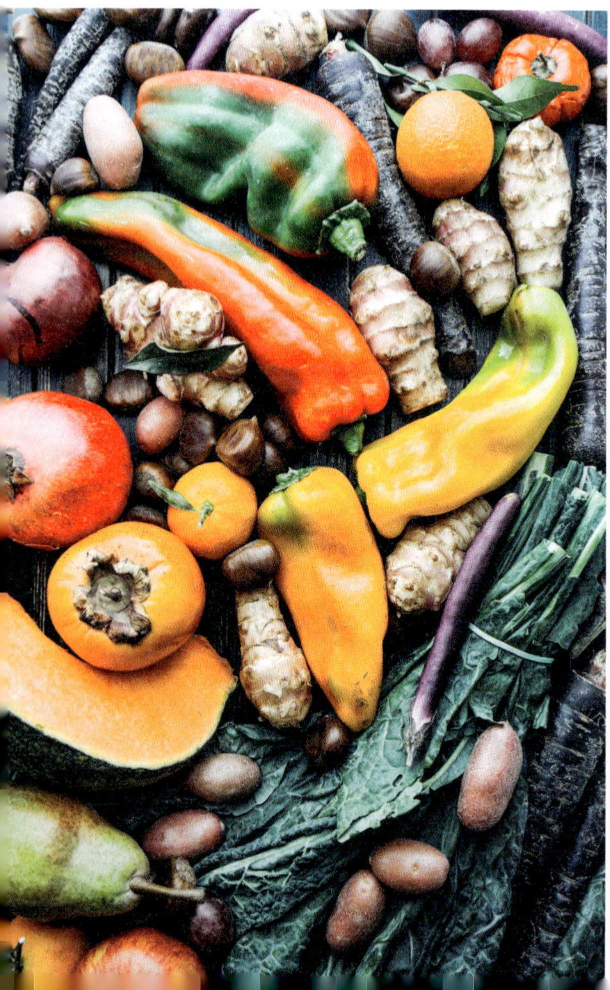

Im nächsten Schritt geht es bei Ihnen dann um die Veränderung des Kauens selbst. Kauen Sie bewusst, und versuchen Sie einmal, gleichmäßig zu belasten und die Mahlrichtung zu variieren. Nehmen Sie sich Zeit für die Mahl-»Zeit«, und kauen Sie jeden Bissen circa 40-mal. Das Essen am Bürotisch vor dem Computer zu verschlingen bringt wieder Stress in Ihr System – streichen Sie solche Vorgänge aus Ihrem Leben.

Und nun zum Thema »Was essen?«: Vermeiden oder reduzieren Sie Lebensmittel, die Ihre Zahngesundheit schädigen. An erster Stelle ist das natürlich Zucker jeglicher Art, insbesondere auch der sogenannte versteckte Zucker in bereits verarbeiteten Produkten. Ebenso geht es um Nahrungsmittel, die durch saure Stoffwechselprodukte Entzündungen fördern, wie beispielsweise Fleisch, Kaffee oder Kuhmilch. Des Weiteren sind hier auch Lebensmittel zu nennen, die Ihr Muskel-Faszien-Gewebe durch Ablagerungen und Verklebungen belasten, etwa der Getrei-

◀ *Naturbelassenes, regionales und möglichst vollreif geerntetes Gemüse in seinen verschiedensten Farben ist eine optimale Basis für die Gesundheit.*

dekleber Gluten. Zusatzstoffe wie Geschmacksverstärker, Konservierungs- und Farbstoffe, die besonders in Fertigprodukten – also allen abgepackten und mit Etikett versehenen Produkten – zu finden sind, können Allergien und Unverträglichkeiten auslösen oder unterhalten. Wie wir bereits gesehen haben, können diese auch mit einer CMD in Zusammenhang stehen (Seite 42).

Im Ausgleich zu den zu vermeidenden Lebensmitteln erhöhen Sie den Anteil der Lebensmittel, die die bisher genannten Punkte zum Positiven hin verschieben. Dies ist beispielsweise über eine vollwertige, pflanzenbasierte Ernährungsweise möglich, die zusätzlich für ein gutes Säure-Basen-Gleichgewicht sorgt, was im Sinne eines leicht basischen Speichels auch für die Zahngesundheit wichtig ist. Generell empfehle ich meinen Patienten eine Ernährungsberatung, bei der gegebenenfalls auch eine Ernährungsumstellung und eine sinnvolle Nahrungsergänzung eingeleitet werden.

Elektromagnetische Strahlung und ihr Einfluss auf den Körper

Info

Zu diesem Punkt möchte ich Ihnen einen kurzen, aber grundlegenden Gedankenanstoß geben, da Handys und Schnurlostelefone üblicherweise genau an den Kopf-, Kiefer-, Ohr- und Nackenbereich gehalten werden: Durch die elektromagnetische Strahlung wird nachweislich das elektrochemische Potenzial unserer Körperzellen verändert, was zu unterschiedlichen gesundheitlichen Auswirkungen führen kann.

Oft werden Telefone auch zwischen Kiefer und Schulter eingeklemmt, um die Hände frei zu haben. Dies führt schnell zu Verspannungen in diesem Bereich, und das Kiefergelenk wird durch die Seitverschiebung des Unterkiefers belastet. Telefonieren mit Ohrstöpseln oder Freisprechfunktion kann hierbei und auch angesichts der zuvor dargestellten Problematik eine Alternative sein.

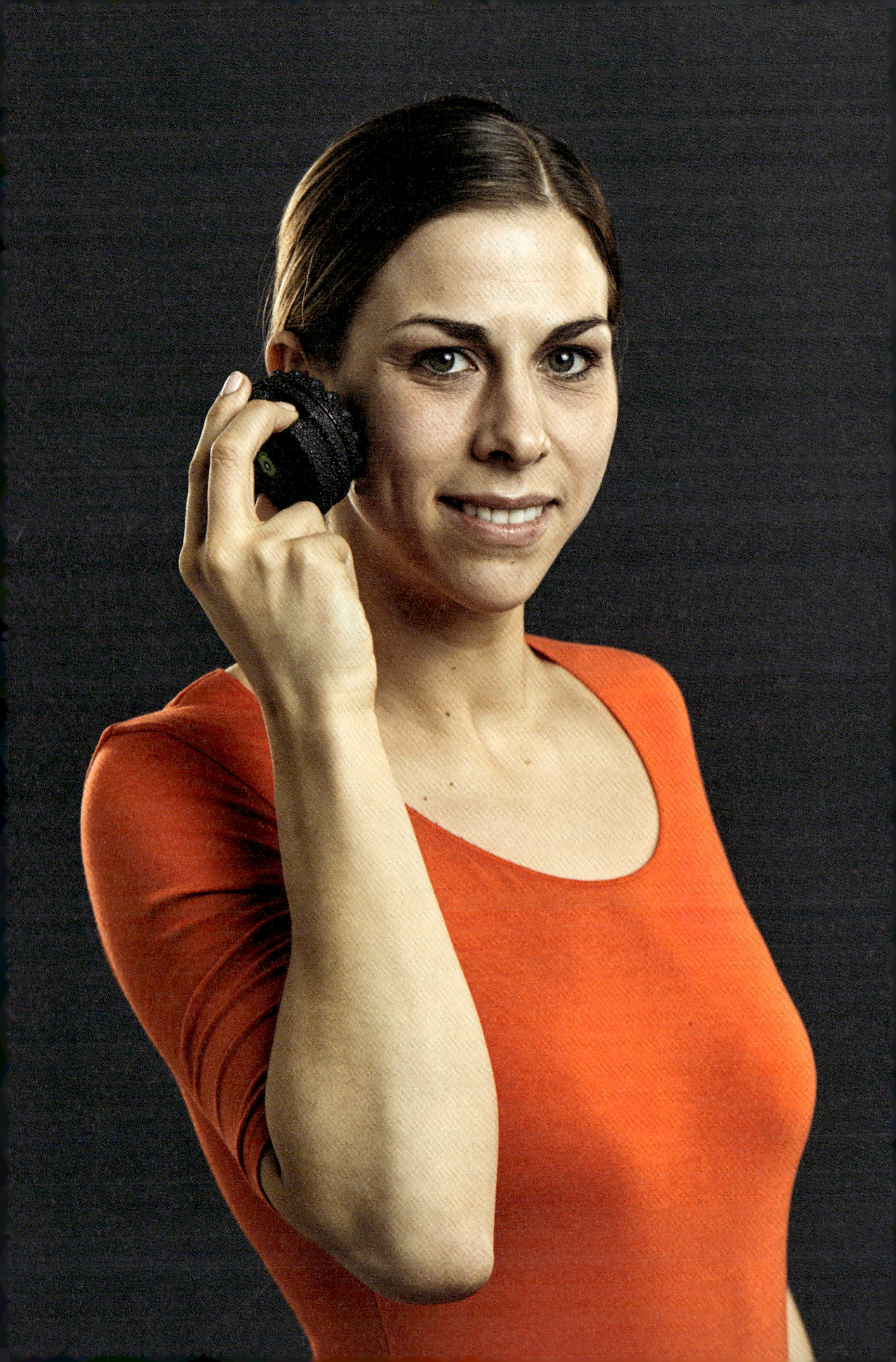

EFFEKTIVE ÜBUNGEN ZUR SELBSTBEHANDLUNG EINER CMD

Nachdem es bisher Wissen und Hintergrundinformationen zu der CMD gab, geht es jetzt in die Praxis und damit ans »Eingemachte« – es geht ans Üben. In diesem Teil des Buches werde ich Ihnen verschiedene Übungstechniken vorstellen und dabei von unterschiedlichen Ansatzpunkten ausgehen. Beispielhaft wird durchgespielt werden, wie ein ganzheitliches Übungsprogramm sinnvoll aufgebaut ist und wie oft es für eine optimale Wirkung zu üben gilt.

So erstellen Sie sich Ihr Übungsprogramm

Insgesamt lernen Sie Übungen aus sieben Kategorien kennen. Mein Vorschlag zur Vorgehensweise: Probieren Sie jede Übung zumindest einmal aus. Spüren Sie dabei in sich hinein, sodass Sie ein Gefühl entwickeln, wie gut Ihnen diese Übung persönlich tut. Wie geht es Ihnen vor der Übung und wie danach?

Wählen Sie nach dem Ausprobieren anschließend die Übungen aus, die Sie für sich als effektiv erfahren haben. Berücksichtigen Sie bei der Auswahl zudem auch Ihre spezielle CMD-Problemlage. Ein bis drei Übungen sollten es aus jeder der sieben Kategorien sein:

1. Übungen zur Mobilisation
2. Selbstmassage für Muskeln und Faszien
3. Übungen mit der Zunge
4. Übungen zur Muskelverlängerung
5. Harte Strukturen behandeln
6. Nerven regulieren
7. Reflexpunkte mit Akupressur stimulieren

Vor dem Üben gilt es außerdem, die Strukturen auf Betriebstemperatur zu bringen. Dafür gibt es ein Warm-up für Muskeln und Gelenke auf Seite 84.

Wie oft sollten Sie üben?

Im ersten Monat sollten Sie Ihr Übungsprogramm täglich durchführen, damit sich das Üben zu einer Gewohnheit entwickelt und zu einem festen Bestandteil Ihres Alltags wird. Im zweiten und dritten Monat können Sie das tägliche Üben ab und an auch einmal auslassen, jeden zweiten Tag sollten Sie aber zumindest etwas gegen die CMD tun. Schauen Sie sich für nähere Informationen das beispielhafte Übungsprogramm auf den Seiten 82 und 83 an.

Hinweis: Nutzen Sie für einen größeren Umsetzungserfolg auch beim Üben Erinnerungshilfen (ab Seite 38), um diese mit der Zeit zur Gewohnheit werden zu lassen. Um dem Faktor Zeit ein Schnippchen zu schlagen, können Sie die meisten der Übungen auch ortsunabhängig und spontan bei sich ergebenden Zeitfenstern im Alltag durchführen. Beim Duschen, beim Kochen oder im Stau auf der Autofahrt können Sie beispielsweise üben. Wenn Sie die geeignetsten Zeitfenster für sich gefunden haben, dann hängen Sie sich zum Beispiel an den Küchenschrank, den Fernseher oder das Armaturenbrett am Auto einen Klebezettel, auf den Sie »Üben« schreiben. Allerdings sollten Sie sich auf den Übungsdurchlauf konzentrieren können – achten Sie darauf, dass dies möglich ist.

Überprüfen und Anpassen als Erfolgsfaktoren

Überprüfen Sie Ihr Übungsprogramm jeweils nach einem Zeitraum von ungefähr einem Monat noch einmal. Welche Übungen helfen Ihrem Gefühl nach am besten? Welche Übungen erscheinen Ihnen vergleichsweise wenig wirksam? Möchten Sie diese durch neue ersetzen? Probieren Sie andere Übungen aus und integrieren Sie die für Sie passenderen in Ihr Übungsprogramm. Vielleicht haben Sie auch das Gefühl, dass Sie die Unterstützung eines Therapeuten brauchen, der die korrekte Übungsdurchführung sicherstellt? Auch das kann von Zeit zu Zeit sinnvoll sein.

Nach den ersten drei Monaten heißt es grundsätzlich über das Programm nachzudenken – gegebenenfalls mithilfe eines Arztes oder Therapeuten. Wollen Sie das Übungsprogramm so fortführen, noch einmal anpassen, oder meinen Sie, eventuell sogar zukünftig nur durch die begleitenden Lebensstilveränderungen beschwerdefrei bleiben zu können? Ich wünsche Ihnen von Herzen alles Gute dafür!

Beispiel für ein Dreimonatsprogramm

Im Folgenden finden Sie ein Beispielübungsprogramm für drei Monate. Aber bitte betrachten Sie dieses lediglich als Hilfestellung. Denn Sie selbst können am besten beurteilen, wie Ihr Organismus auf die einzelnen Übungen reagiert und welche Übungen in Ihrer persönlichen Situation am effektivsten helfen. Wie schon erwähnt: Probieren Sie also auch andere Übungen, und stellen Sie andere Übungskombinationen zusammen. Sie können sich dabei außer an Ihrem Gefühl auch an Ihren persönlichen Ergebnissen aus den Selbsttests von den Seiten 45 bis 52 orientieren. Es ist für den ganzheitlichen Wirkungsansatz jedoch sehr wichtig, dass Sie immer Übungen aus allen sieben Kategorien einbeziehen. Eine Übungsplanvorlage zum Eintragen und Ausdrucken finden Sie unter www.DrPfitzer.de/cmd.

Den Menschen ganzheitlich betrachten

Info

In diesem Ratgeber wird der Mensch in seiner Gesamtheit betrachtet. Denn es ist wichtig – und diese Bitte geht auch an Sie – ganzheitlich den zusammenwirkenden Organismus zu betrachten, statt nur einzelne Symptome zu nehmen und diese in Schubladen zu stecken. Erstens sind Symptome nicht die Ursache, und zweitens kann ein und dasselbe Symptom unterschiedlichste Ursachen haben. Daher werden bei reiner Symptombehandlung immer nur Schwelbrände gelöscht, nicht aber der Brandstifter gefasst. Aus diesem Grund ist auch als Basis die Beleuchtung und Veränderung des Lebensstils so wichtig.

Beispiel für ein Dreimonatsprogramm	
Übungskategorie	**Monat 1**
Warm-up für Muskeln und Gelenke	▸ Aufwärmübung (Seite 84)
Übungen zur Mobilisation	▸ Unterkiefer wackeln lassen (Seite 86) ▸ Kopf tanzen lassen (Seite 90)
Selbstmassage für Muskeln und Faszien	▸ Starken Kaumuskel massieren (Seite 94) ▸ Tiefen seitlichen Flügelmuskel massieren (Seite 102) ▸ Wangen massieren (Seite 104)
Übungen mit der Zunge	▸ Kreisende Zungenspitze (Seite 117)
Übungen zur Muskelverlängerung	▸ Mund öffnen (Seite 122) ▸ Mund schließen (Seite 124) ▸ Vordere Halsmuskeln trainieren (Seite 130)
Harte Strukturen behandeln	▸ Keilbein-Lift (Seite 135) ▸ Kiefergelenkszug (Seite 140) ▸ Mentale Zentrierung des Keilbeins (Seite 146)
Nerven regulieren	▸ Direkte Unterkiefernervmassage (Seite 149)
Reflexpunkte mit Akupressur stimulieren	▸ Reflexzonenmassage Ohren (Seite 160)

Monat 2	Monat 3
▸ Aufwärmübung (Seite 84)	▸ Aufwärmübung (Seite 84)
▸ Unterkiefer wackeln lassen – Variante mit Kiefergelenkmassage (Seite 87) ▸ Kopf tanzen lassen (Seite 90)	▸ Unterkiefer wackeln lassen – Variante mit Druck (Seite 89) ▸ Kopf tanzen lassen (Seite 90)
▸ Starken Kaumuskel massieren – Variante 1: Ausstreichen mit BellaBambi® (Seite 99) ▸ Tiefen mittleren Flügelmuskel massieren (Seite 103) ▸ Wangen massieren – Variante: Druck mit Bella-Bambi® (Seite 106)	▸ Starken Kaumuskel massieren – Variante 2: Drehen mit Twister (Seite 98) ▸ Tiefen seitlichen Flügelmuskel massieren (Seite 102) ▸ Halswender massieren (Seite 114)
▸ Schaukelnde Zungenspitze (Seite 118) ▸ Gehaltene Zungenspitze (Seite 120)	▸ Gehaltene Zungenspitze (Seite 120)
▸ Unterkiefer nach rechts und links schieben (Seite 128) ▸ Vordere Halsmuskeln trainieren (Seite 130)	▸ Mund öffnen (Seite 122) ▸ Kurze Nackenmuskeln trainieren (Seite 132)
▸ Schläfenbeinschaukel (Seite 136) ▸ Hinterkopfkippe (Seite 138) ▸ Atlaswippe (Seite 144)	▸ Keilbein-Lift – Variante: Unterschiedliche Zugrichtungen (Seite 135) ▸ Oberkieferzug (Seite 141) ▸ Mentale Zentrierung des Gehörgangs (Seite 145)
▸ Direkte Unterkiefernervmassage (Seite 149) ▸ Direkte Oberkiefernervmassage von innen (Seite 152)	▸ Direkte Unterkiefernervmassage (Seite 149)
▸ Reflexzonenmassage Ohren – Variante mit Druck (Seite 160)	▸ Reflexzonenmassage Nacken (Seite 158)

Warm-up für Muskeln und Gelenke

Schneiden Sie einfach einmal für etwa 30 bis 60 Sekunden alle Ihnen einfallenden Grimassen. Beziehen Sie den Kiefer, die Augen, den Mund, also alle Gesichtspartien und auch den Hals mit ein. Stellen Sie sich vor, Sie würden all Ihre Gefühlsregungen in eine Grimasse gleichzeitig packen wollen. Werden Sie noch einmal ein kleines Kind.

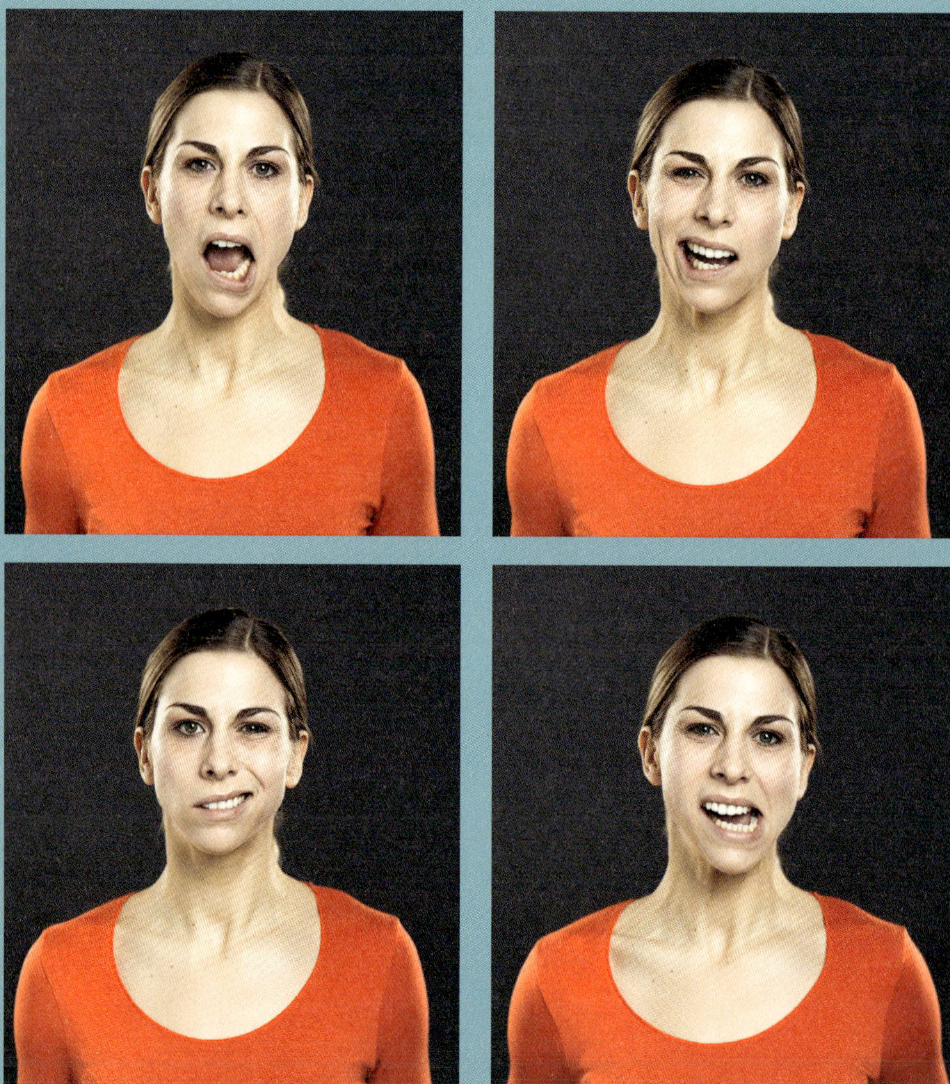

Übungen zur Mobilisation

Das Ziel dieser Mobilisationsübungen liegt darin, mit spielerischen Bewegungen für eine allgemeine Lockerung zu sorgen und den Stoffwechsel zu aktivieren, sodass das Muskel-Faszien-Gewebe für die Folgeübungen vorbereitet ist. Überdies regen diese Übungen die Produktion von Gelenkflüssigkeit an, die gelenkigen Strukturen erhalten eine Schmierung, und Abläufe werden verbessert. Versuchen Sie, während den Übungen wahrzunehmen, wie sich erste Einschränkungen im Kiefergelenk lösen und sich die Bewegungsfreiheit vergrößert.

Unterkiefer wackeln lassen

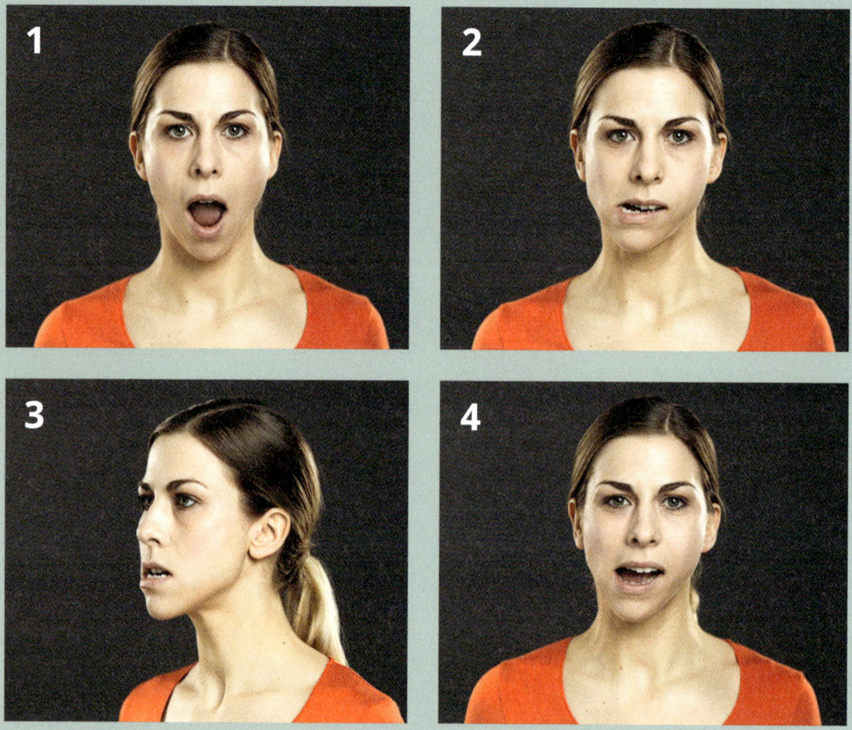

1. Stehen oder sitzen Sie aufrecht und entspannt. Öffnen und schließen Sie zunächst Ihren Mund ein paarmal, bleiben Sie locker dabei.
2. Schieben Sie den Unterkiefer mehrmals spielerisch nach rechts und links.
3. Wechseln Sie die Richtung, und bewegen Sie den Unterkiefer nach vorn und nach hinten.
4. Abschließend erweitern Sie die Bewegungen aus den Schritten 2 und 3, indem Sie eine liegende Acht mit der Unterkieferbewegung beschreiben, sowohl auf der Rechts-links-Ebene als auch auf der Vor-zurück-Ebene.

Wiederholungen: 10- bis 15-mal pro Richtung

Hinweis: Spielen Sie ruhig mit dem Bewegungsablauf, und führen Sie ihn in alle Ihnen einfallenden Richtungen aus. Auch eine vertikale Acht ist möglich.

Variante mit Kiefergelenkmassage

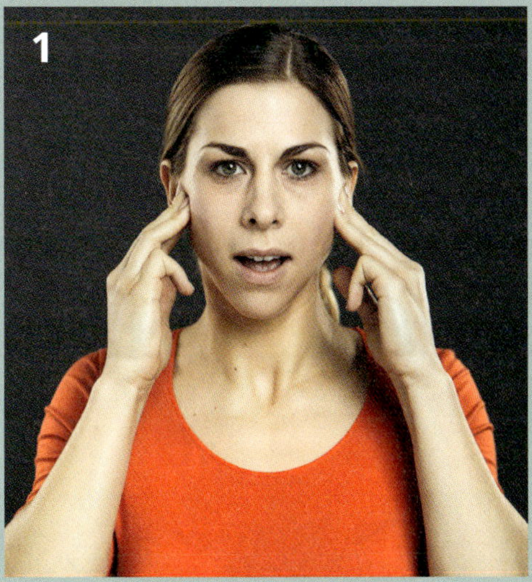

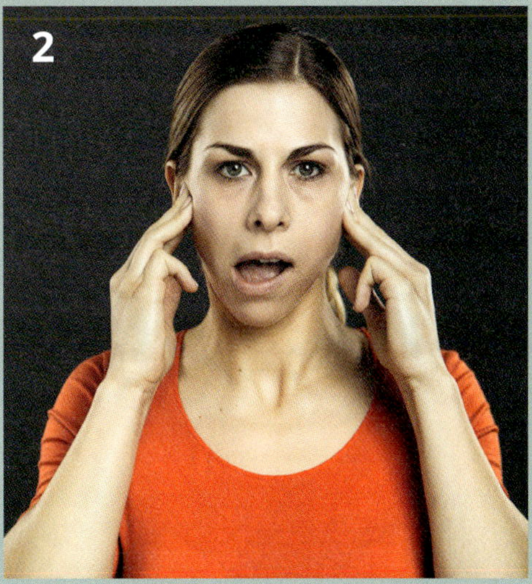

1. Während Sie die Unterkieferbewegung ausführen, können Sie mit den Fingern zusätzlich die Kiefergelenke massieren. Setzen Sie die Hände mit den Fingerkuppen der Zeige-, Mittel- und Ringfinger beidseitig vor den Ohren, ungefähr auf mittlerer Höhe der Ohransätze, an. Dort spüren Sie direkt die Kiefergelenke. Wenn Sie den Mund öffnen, merken Sie, wie sich diese nach vorn bewegen.
2. Massieren Sie die Kiefergelenke in kreisenden Bewegungen von vorn nach hinten, während Sie mit dem Mund die Bewegungen aus der Grundübung durchführen. Hierbei ist ein wenig Koordination notwendig.

Wiederholungen: 10- bis 15-mal pro Richtung

Variante mit BellaBambi®

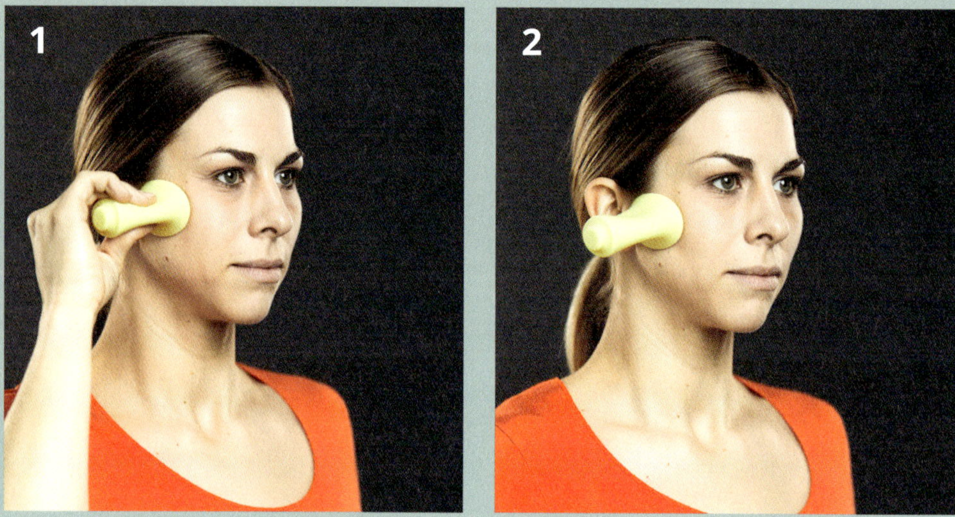

1. Drücken Sie den BellaBambi® zusammen und setzen Sie ihn auf das Kiefergelenk.
2. Lösen Sie den Druck auf den BellaBambi®, sodass er sich durch den Unterdruck ansaugt. Belassen Sie den BellaBambi® für maximal 30 Sekunden einfach auf dem Kiefergelenk, während Sie die Mundbewegungen ausführen, die auf Seite 86 bei den Schritten 1 bis 4 erläutert sind.

Wiederholungen: 10- bis 15-mal pro Richtung

Variante mit Druck

1. Lassen Sie Ihren Unterkiefer ganz locker nach unten fallen, so als ob Sie über etwas sehr verblüfft sind – Ihnen sprichwörtlich also die Kinnlade herunterfällt. Versuchen Sie bewusst, Ihre Kiefermuskulatur zu entspannen.
2. Drücken Sie dann den Unterkiefer mit Ihren Händen von einer Seite zur anderen (a und b).

Wiederholungen: 10- bis 15-mal

Hinweis: Die Bewegung des Unterkiefers sollte komplett über den Händedruck geschehen, das bedeutet, Sie müssen die Kiefermuskeln wirklich locker lassen. An dieser Mobilisationsübung erkennen Sie, wie stark Sie im Kauapparat festhalten. Lassen Sie los!

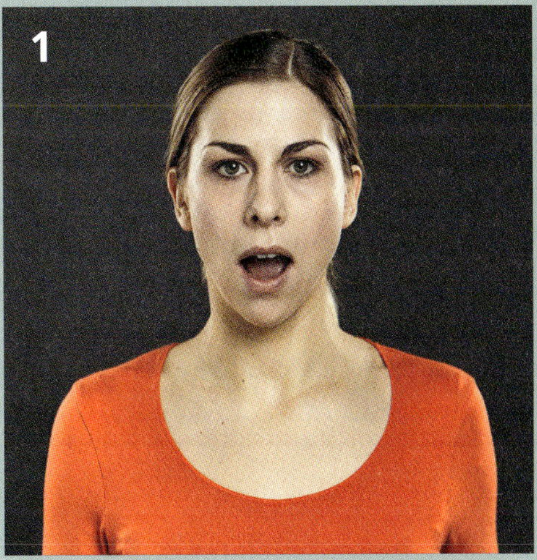

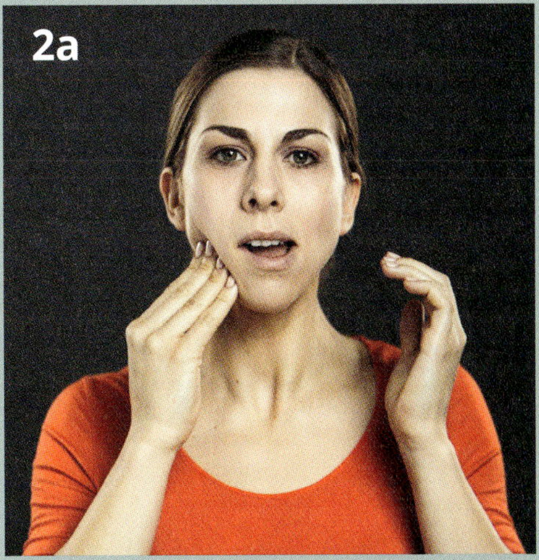

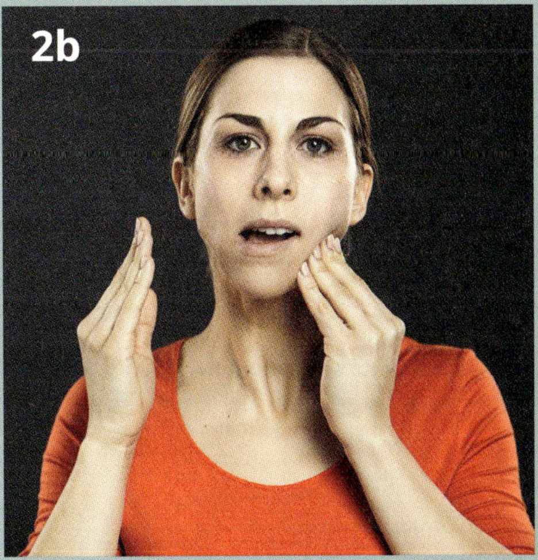

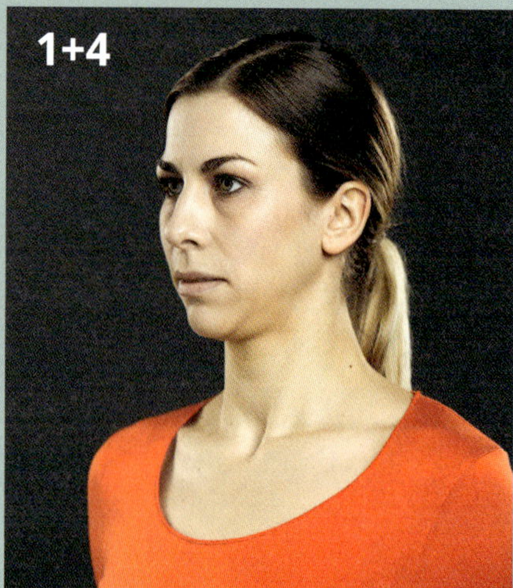

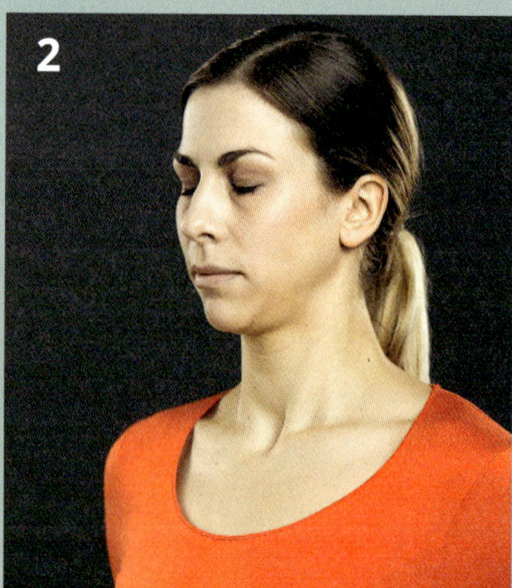

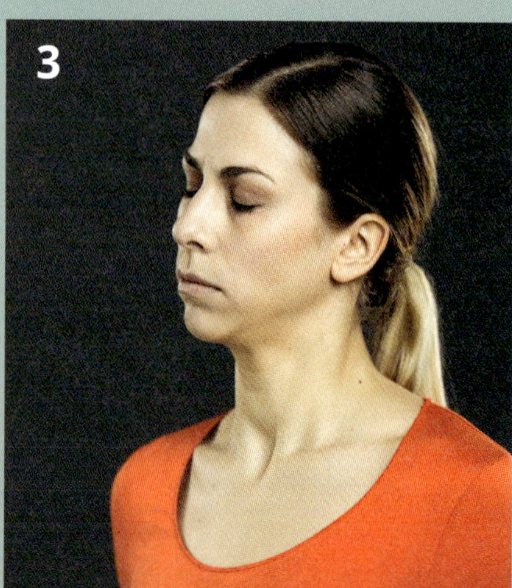

Kopf tanzen lassen

1. Stellen oder setzen Sie sich gerade hin. Die Halswirbelsäule ist aufrecht ausgerichtet, sie befindet sich in Verlängerung zur restlichen Wirbelsäule. Das Kinn ist in »Doppelkinnposition«, es zeigt leicht nach hinten unten, sodass sich Ihr oberer Nacken ein klein wenig dehnt (siehe Text und Abbildung zur richtigen Körperhaltung auf Seite 70).
2. Aus dieser Grundposition heraus malen Sie zunächst mit geschlossenen Augen eine kleine, auf der Seite liegende Acht in die Luft, ohne dass sich Ihr Kopf bewusst dabei bewegt.
3. Nach circa 8 Wiederholungen lassen Sie die Augenbewegung langsam in eine Bewegung Ihrer Nasenspitze übergehen, die ebenfalls die liegende Acht in die Luft malt. Ihr Kopf tanzt jetzt praktisch mit sehr kleinen Bewegungen auf Ihrem obersten Halswirbel. Spüren Sie dabei, wie sich die obere Nackenmuskulatur zwischen dem Hinterkopfknochen und den oberen zwei Halswirbeln immer mehr entspannt. Führen Sie den Ablauf 60 bis 90 Sekunden durch.
4. Danach beginnen Sie wieder bei Schritt 1, wechseln jedoch die Richtung, in der Sie die liegende Acht malen.

Wiederholungen: 1-mal

Hinweis: Spielen Sie ruhig ein wenig bei der Bewegungsausführung, und probieren Sie sie in alle Richtungen aus, die Ihnen einfallen. Variieren Sie die Bewegung sowohl auf der Rechts-links-Ebene als auch auf der Vor-zurück- und Oben-unten-Ebene.

Selbstmassage für Muskeln und Faszien

Mit den im Folgenden vorgestellten Selbstmassagen können Sie Verhärtungen, Verspannungen, Triggerpunkte und Verklebungen lösen. Dazu dienen verschiedene Massagetechniken, die über diverse Stimulationsarten wie Druck, Zug oder Verschiebung unterschiedlich auf die sogenannten Messfühler im Muskel-Faszien-Gewebe wirken. Diese Techniken können Sie bei den jeweiligen Übungen ausprobieren, um unterschiedliche Gewebestimulationen zu erreichen und die Erfolgschancen zu steigern.

► **Gerades Ausstreichen**
Mit den Fingerkuppen oder -knöcheln langsam und konzentriert den Muskel entlang seines Verlaufs ausstreichen. Hierbei gilt: je langsamer, desto effektiver.

► **Zickzackverschiebungen**
Mit den Fingerkuppen oder -knöcheln den Muskel in Form einer Zickzacklinie quer zum Verlauf seiner Faserrichtung hin und her verschieben. Das wird auch »Querfriktion« genannt.

► **Kreisender Druck**
Mit einem Finger gezielt auf den verspannten, schmerzhaften Punkt leichten Druck ausüben und mit kleinen kreisenden Bewegungen massieren.

► **Statischer Druck**
Mit einem Finger gezielt auf den verspannten, schmerzhaften Punkt bis zu einem gut aushaltbaren »Wohlschmerzgefühl« langsam Druck aufbauen, diesen konstant halten und atmen, bis Sie Veränderungen wahrnehmen. Danach mit Kreisen oder streichend ausmassieren.

► **Fixierter Punkt mit Mobilisation**
Mit einem Finger gezielt auf den verspannten, schmerzhaften Punkt leichten Druck ausüben und dabei das nächstgelegene Gelenk langsam bewegen. Zum Beispiel Öffnen und Schließen des Mundes oder Hin- und Herbewegen des Unterkiefers.

Schließen Sie während der Selbstmassage gern die Augen, und spüren Sie währenddessen verhärtete oder unangenehm verspannte Punkte.

Hinweis: Um durch den für die Selbstmassage aufzubringenden Kraftaufwand nicht stärker zu verspannen, lockern Sie zwischendurch die Arme, Hände und Finger, indem Sie diese, entspannt nach unten hängend, ausschütteln.

Oberflächliche und tiefe Kaumuskulatur lösen

Schläfenmuskel massieren

1. Stehen oder sitzen Sie aufrecht und entspannt. Setzen Sie Ihre Fingerkuppen des Zeige-, Mittel- und Ringfingers beidseitig im oberen Drittel seitlich des Kopfes an. Beißen Sie kurz die Zähne aufeinander, hierbei spüren Sie die Muskelbewegung.
2. Streichen Sie nun langsam und konzentriert mit etwas Druck den Muskel von oben nach unten aus. Wenn Sie circa auf mittlerer Höhe Ihrer Ohren auf den Jochbeinknochenvorsprung oberhalb Ihres Kiefergelenks stoßen, stoppen Sie die Bewegung.
3. Um den Muskel in seiner gesamten Breite zu bearbeiten, setzen Sie wieder oben an der Schläfe an, wie bei Schritt 1 beschrieben. Setzen Sie Ihre Finger nun aber ein Stückchen weiter hinten auf den Schädelseiten an. Von dort geht die Streichrichtung wieder zum gleichen Zielpunkt vor den Ohren. Dieses Vorgehen weiderholen Sie noch ein letztes Mal und legen die Finger dabei noch ein Stückchen weiter hinten als beim letzten Mal auf.
4. Abschließend streichen Sie schnell und schwungvoll mit Ihren Fingerkuppen mehrmals gerade in die Gegenrichtung nach oben (a und b). Ein belebendes Gefühl müsste sich dadurch in den Schläfenmuskeln einstellen.

Wiederholungen: 2- bis 3-mal

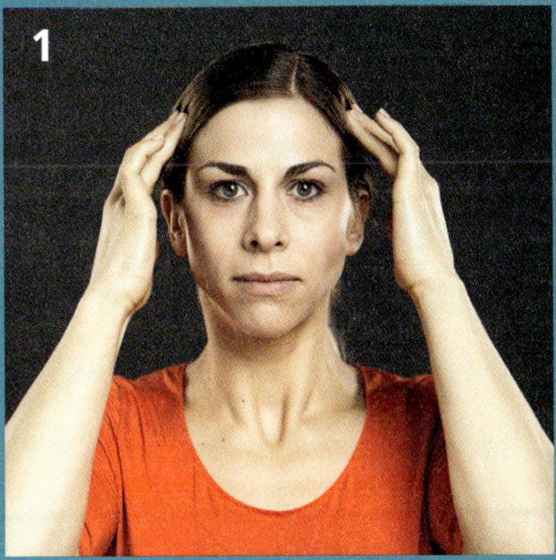
1

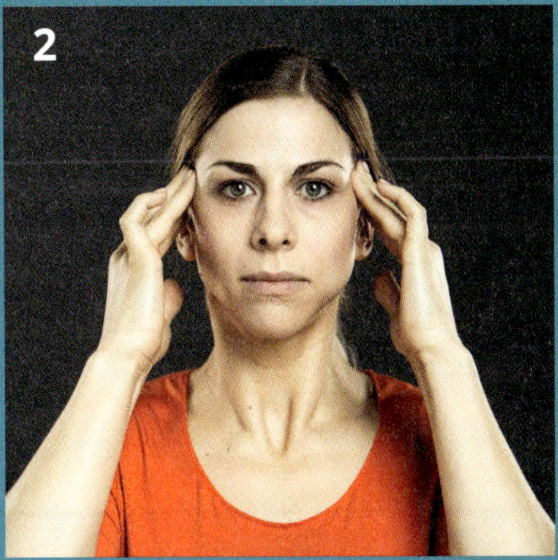
2

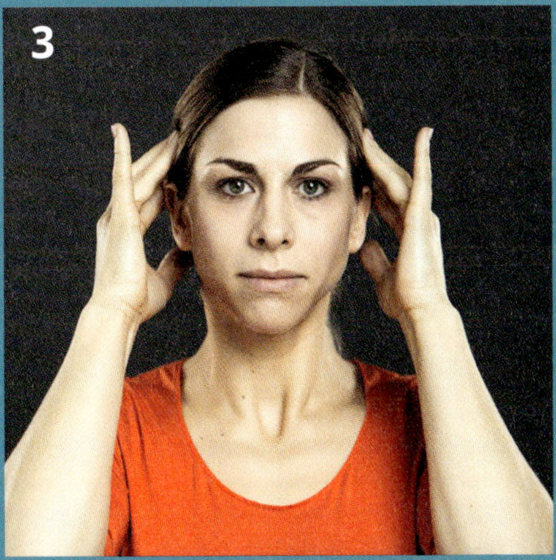
3

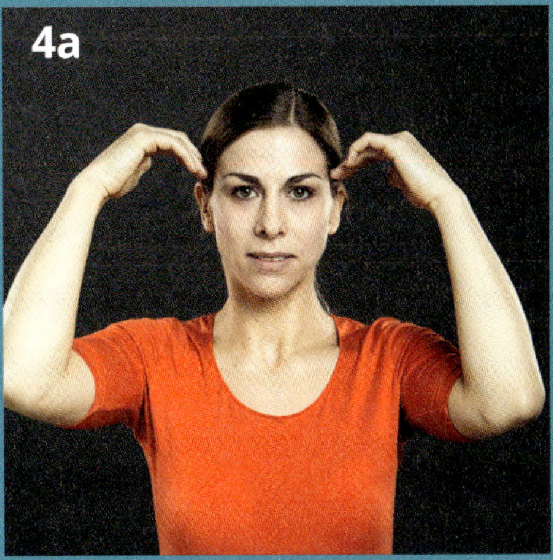
4a

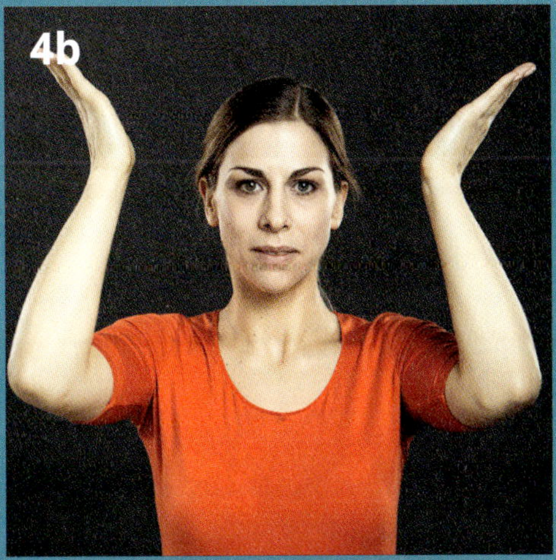
4b

Starken Kaumuskel massieren

1. Stehen oder sitzen Sie aufrecht und entspannt. Setzen Sie Ihre Hände mit den Fingerkuppen der Zeige-, Mittel- und Ringfinger beidseitig vor den Ohren, ungefähr auf mittlerer Höhe der Ohransätze, an. Wenn Sie den Mund öffnen, merken Sie, wie sich die Kiefergelenke nach vorn bewegen. Beißen Sie kurz die Zähne aufeinander – hierbei spüren Sie deutlich die Muskelbewegung, wenn Sie mit den Fingern an der passenden Stelle sind.
2. Massieren Sie zunächst die Kiefergelenke 15- bis 20-mal in kreisenden Bewegungen von vorn nach hinten.
3. Streichen Sie nun sehr langsam und konzentriert mit etwas Druck den starken Kaumuskel senkrecht von oben nach unten bis zum Kieferwinkel des Unterkieferknochens hin aus.
4. Um den Muskel in seiner gesamten Breite zu bearbeiten, setzen Sie anschließend Ihre Finger ein Stückchen weiter Richtung Gesichtsmitte an. Streichen Sie diesmal nach leicht schräg hinten unten, also wieder zu den Kieferwinkeln hin.
5. Anschließend verwenden Sie am besten den Daumen, um am inneren Unterkieferrand noch druckschmerzhafte Stellen der Muskelansätze für etwa 30 Sekunden zu massieren.

Wiederholungen: 2- bis 3-mal

Hinweis: Bei dieser Übung können Sie besonders gut auch die auf Seite 91 beschriebene Massagetechnik »Fixierter Punkt mit Mobilisation« anwenden, wobei Sie den Mund mehrmals langsam komplett öffnen und wieder schließen.

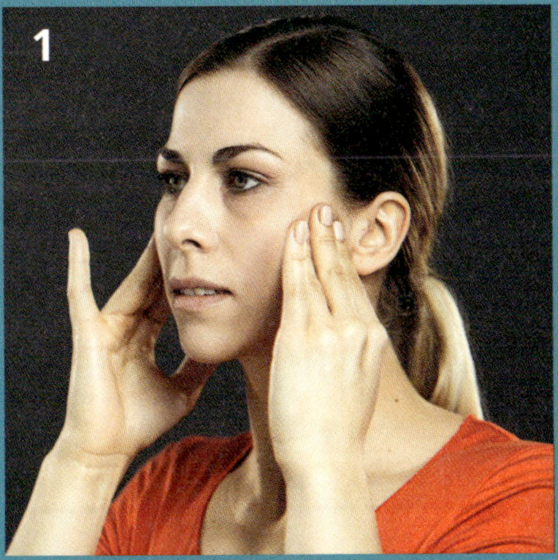
1

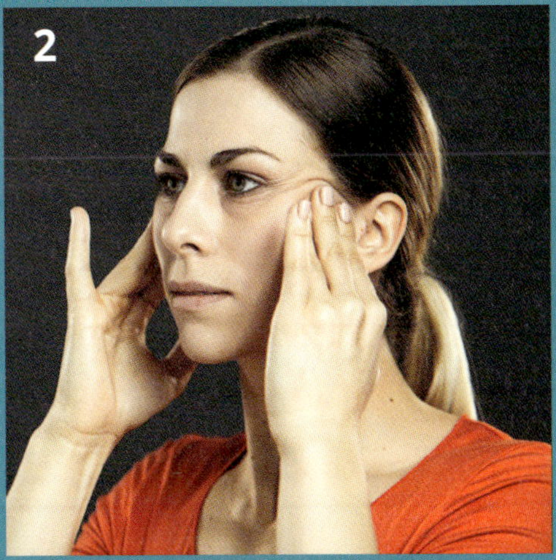
2

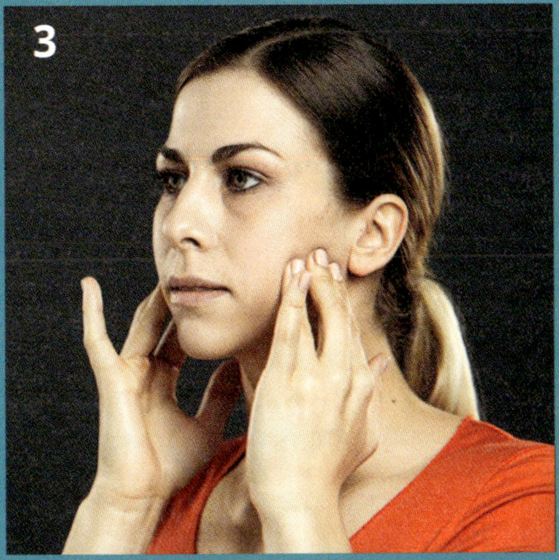
3

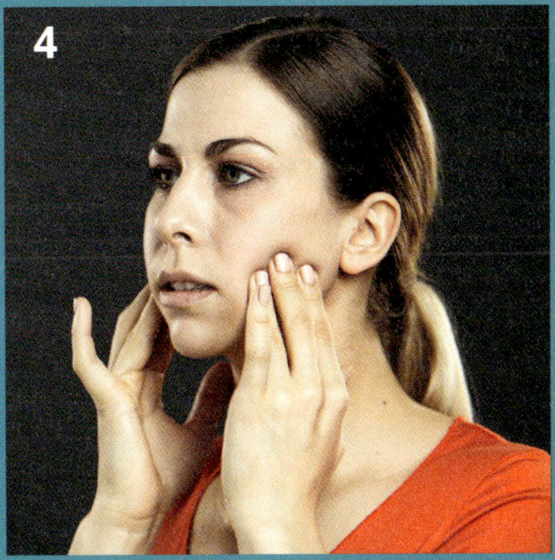
4

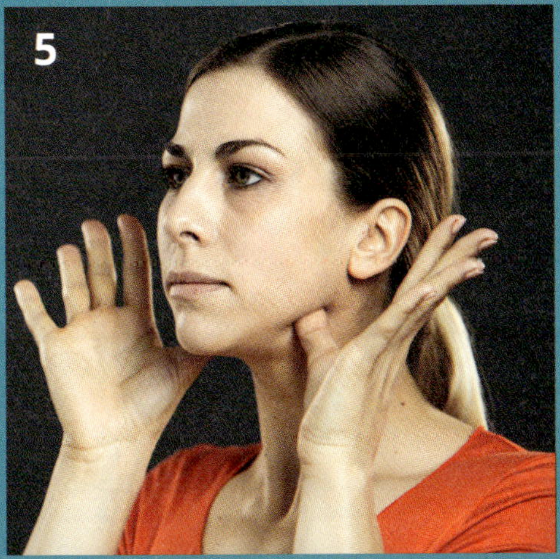
5

Varianten mit Kleingeräten

Info

Um druckschmerzhafte Punkte, die Tendor- oder Triggerpunkte, am starken Kaumuskel weiter zu lösen, können Sie Kleingeräte wie den Twister von BLACKROLL® oder den BellaBambi® verwenden. Der BLACKROLL® Twister eignet sich durch die Noppen ideal zur punktuellen Tiefenstimulation. Damit kann die obere Faszienschicht »gegriffen«, Triggerpunkte gezielt stimuliert und das Fasziengewebe von Verklebungen befreit werden. Zudem wird die Durchblutung des Gewebes maximal erhöht, was Sie an einer Rötung der behandelten Bereiche feststellen können. Die Wirkung des BellaBambi® basiert auf den Prinzipien einer Unterdruckbehandlung, dem sogenannten leeren Schröpfen. Verschiedene Hautschichten und die oberflächliche Faszie werden vom BellaBambi® nach oben gezogen, wodurch der Stoffwechsel im Gewebe und in der Gelenkkapsel verbessert wird. Den BellaBambi® gibt es in verschiedenen Größen und Stärken. Der Duoball eignet sich beispielsweise hervorragend zur Selbstmassage entlang des Rückens, um den Rückenstrecker, der links und rechts entlang der Wirbelsäule verläuft, zu bearbeiten. Optimal eingesetzt werden kann er bei Verspannungen im Nacken. Im Onlineportal finden Sie Rabattcodes für die Kleingeräte und mehr.

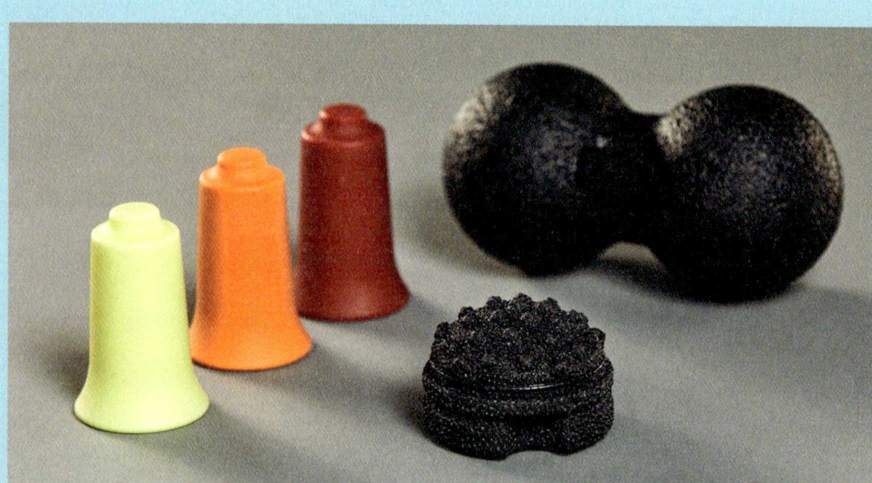

Mit dem BLACKROLL® Twister und dem BellaBambi® in verschiedenen Stärken können myofasziale Triggerpunkte ideal behandelt werden. Mit dem Duoball können Verspannungen im Nacken gelöst werden.

Variante 1: Ausstreichen mit Twister

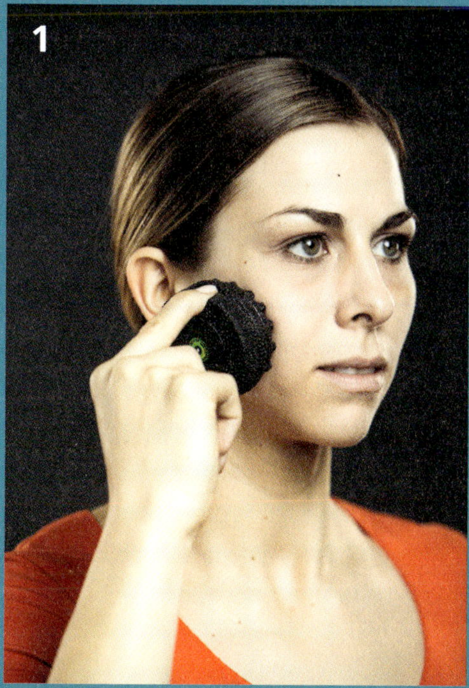

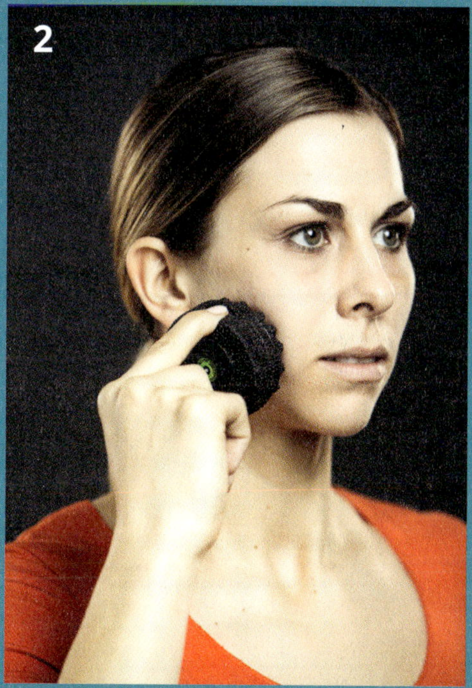

1. Gehen Sie wie in der Grundübung auf Seite 94 beschrieben vor, nur dass Sie den Muskel nicht mit den Fingern ausstreichen, sondern diesmal den Twister dafür verwenden. Greifen Sie den Twister mit Daumen und Zeigefinger in den dafür vorgesehenen Vertiefungen, und setzen Sie ihn an der Wange an.
2. Dann streichen Sie von oben nach unten aus.

Hinweis: Es kann angenehmer sein, wenn Sie dabei ein wenig Massageöl benutzen, ohne dieses können sich die Noppen des Twisters zu rau anfühlen.

1

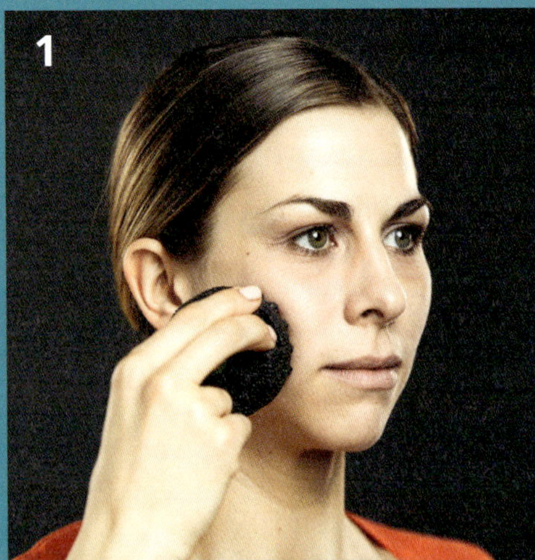

2a

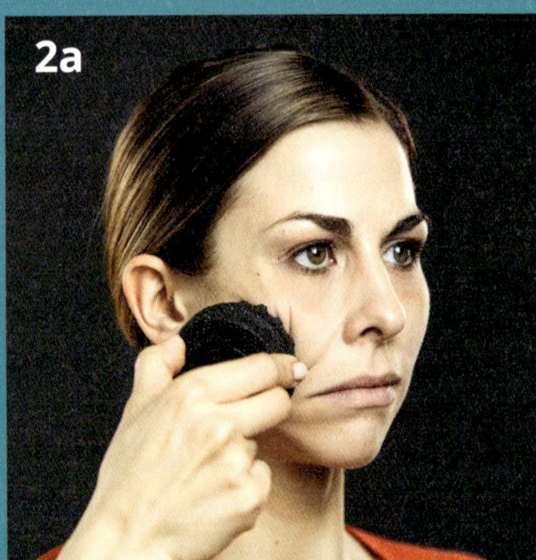

2b

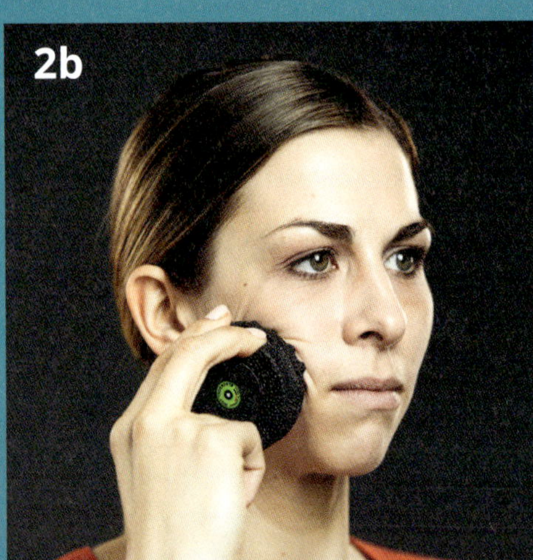

Variante 2: Drehen mit Twister

1. Setzen Sie den Twister an einem schmerzenden Punkt des Kaumuskels an. Üben Sie leichten Druck aus, sodass die Noppen langsam für circa 5 Sekunden ins Gewebe »einschmelzen«, denn so erreichen Sie auch tiefere Bindegewebsschichten.
2. Anschließend führen Sie mit etwas Druck abwechselnd in beide Richtungen langsame Drehbewegungen aus, sodass das Bindegewebe mitverdreht wird (a und b). Führen Sie pro Punkt 3 bis 5 Drehungen durch.

Wiederholungen: 1-mal

Hinweis: Durch die raue Oberfläche und die Noppen kann es, je nach Hauttyp, zu Hautrötungen kommen. Diese sind Anzeichen für eine erhöhte Durchblutung. In aller Regel sind sie harmlos und verschwinden nach Minuten bis wenigen Stunden wieder. Probieren Sie die Übung beim nächsten Mal mit weniger Druck aus. Sollten die Rötungen außergewöhnlich lange anhalten, suchen Sie gegebenenfalls einen Arzt auf, um den Grund untersuchen zu lassen.

Variante 3: Ausstreichen mit BellaBambi®

1. Drücken Sie den BellaBambi® zusammen, und setzen Sie ihn oben auf den Kaumuskel.
2. Lösen Sie dann den Druck auf das Kleingerät, sodass es sich durch den Unterdruck ansaugt.
3. Dann gehen Sie wie in der Grundübung beschrieben vor, nur dass Sie den Muskel anstatt mit den Fingern diesmal mit dem BellaBambi® nach unten langsam ausstreichen.

Wiederholungen: 2- bis 3-mal

Hinweis: Der BellaBambi® kann nur auf relativ glatter Haut einen Unterdruck erzeugen. Bei längeren Bartstoppeln kann es Schwierigkeiten mit dem Halt geben. Dann hilft nur, vor dem Üben noch eine Bartrasur einzuplanen.

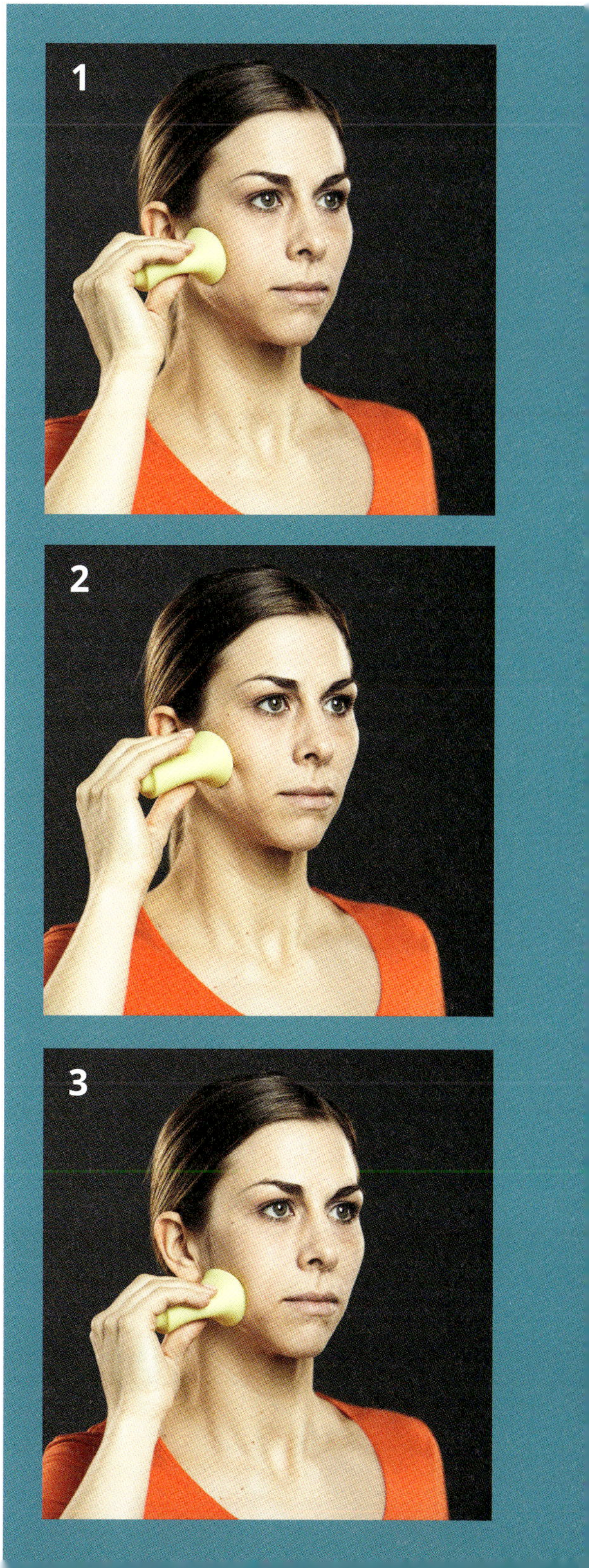

Variante 4: Drehen mit BellaBambi®

1. Drücken Sie den BellaBambi® zusammen, und setzen Sie ihn auf einem Schmerzpunkt an.
2. Lösen Sie den Druck auf das Kleingerät, sodass es sich durch den Unterdruck ansaugt.
3. Führen Sie dann für maximal 30 Sekunden abwechselnd in beide Richtungen ganz langsame Drehbewegungen aus, sodass das Bindegewebe mitverdreht wird (a und b).
4. Alternativ können Sie die Übung ohne Drehen durchführen. Belassen Sie den BellaBambi® für maximal 30 Sekunden in Ruhe an einer Stelle, und tun Sie nichts weiter, außer sich auf den Zug des BellaBambi® zu konzentrieren.

Hinweis: Steigern Sie die Anwendungsdauer nur langsam, da der Unterdruck zu »Schröpfmarkierungen« führen kann. Versuchen Sie gegebenenfalls verschiedene Stärken des BellaBambi®. Wenn Ihre Haut unempfindlich reagiert, können Sie die Technik auch mehrmals hintereinander anwenden.

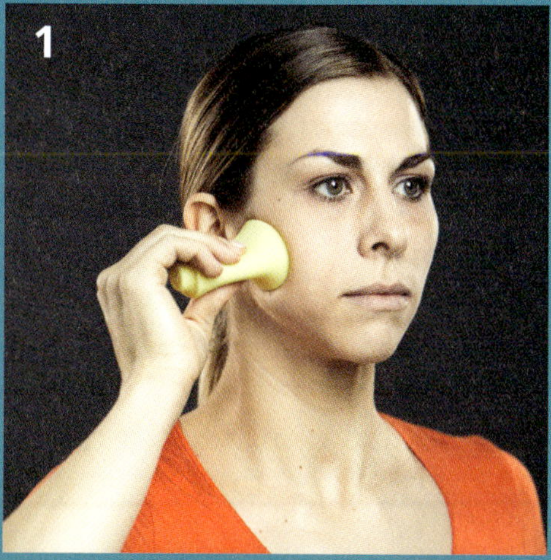
1

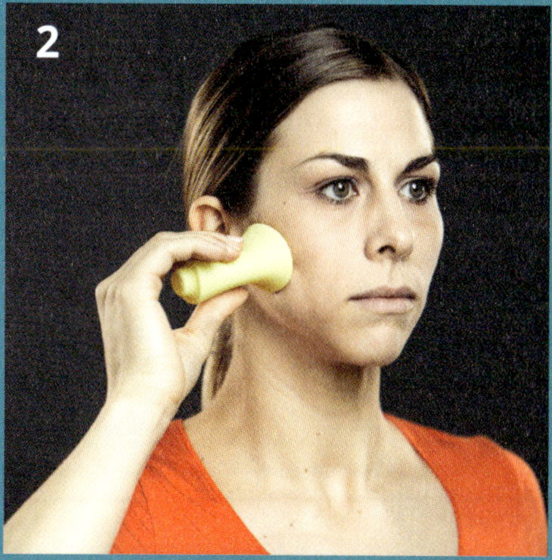
2

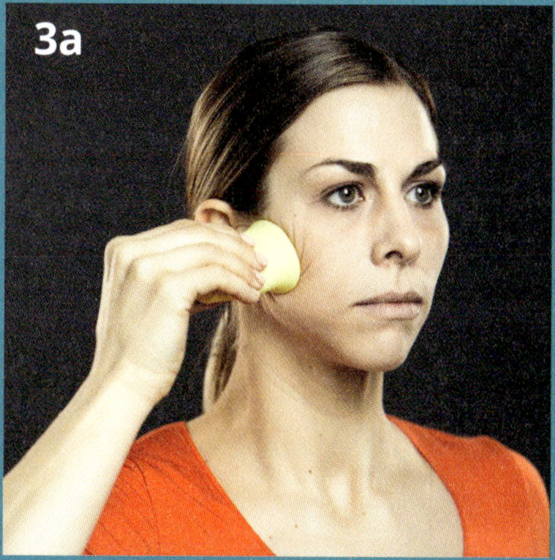
3a

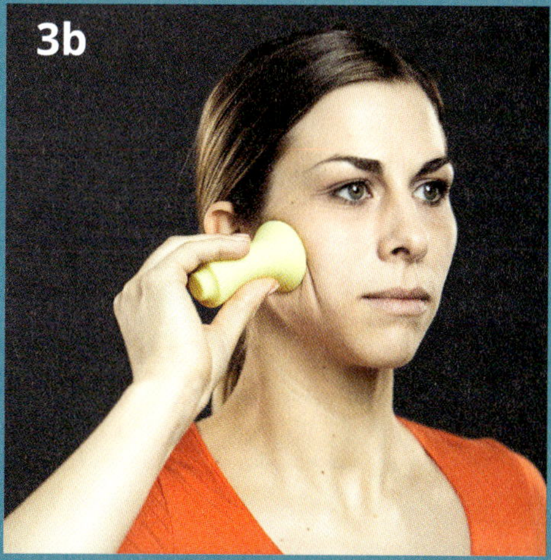
3b

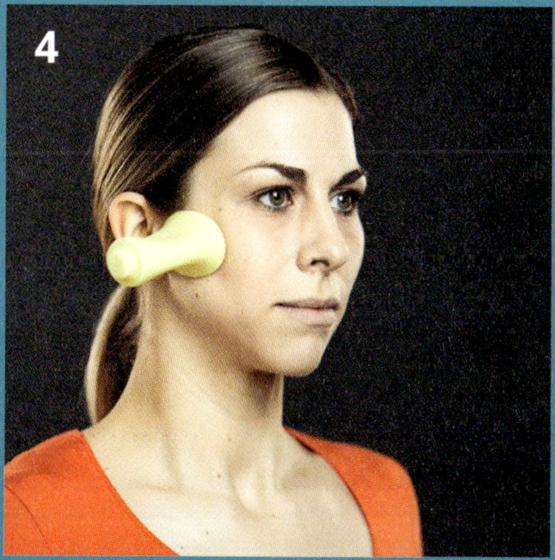
4

Tiefen seitlichen Flügelmuskel massieren

1. Stehen oder sitzen Sie aufrecht und entspannt. Öffnen Sie Ihren Mund und fahren Sie mit dem kleinen Finger der linken Hand an der linken oberen Zahnreihe außen entlang. Ihr Finger bewegt sich so lange Richtung Kiefergelenk, bis Sie ganz hinten anstoßen. Ihr kleiner Finger müsste sich nun in der Lücke zwischen oberem Kieferknochen als innerer Begrenzung und dem Unterkiefer als äußere Begrenzung befinden. Je nach Anatomie und dem Spannungszustand Ihrer Muskulatur kann dieser Spalt durchaus eng sein. Bewegen Sie daher eventuell Ihren Unterkiefer in Richtung der zu behandelnden Seite.
2. Richten Sie Ihren Finger nun so aus, dass seine Spitze im circa 45-Grad-Winkel nach oben und leicht Richtung Körpermitte zeigt. Üben Sie nun leichten Druck in diese Richtung auf den Muskel aus, und massieren Sie diesen mit kleinen Streichbewegungen 30 bis 60 Sekunden lang. Danach wechseln Sie die Seite.

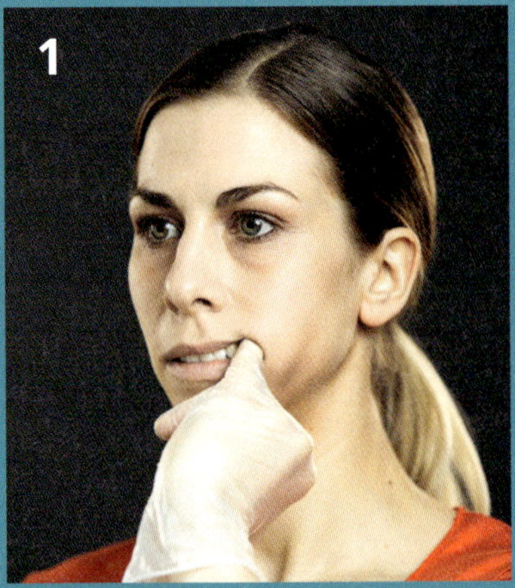

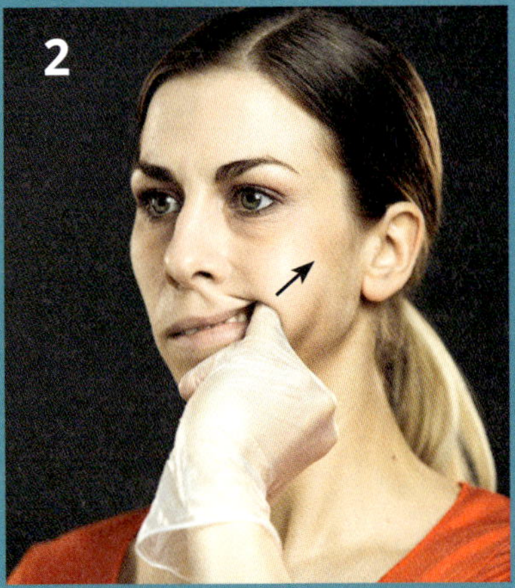

Wiederholungen: 1-mal

Hinweise

- Diesen Muskel erreichen Sie über den inneren Mundraum. Aus hygienischen Gründen empfehle ich Ihnen, nicht gepuderte Einmalhandschuhe zu verwenden. Außerdem sind kurze Fingernägel von Vorteil, damit Sie den empfindlichen Mundraum nicht verletzen.
- Sie können den Unterkiefer während der Massage auch langsam hin und her bewegen sowie vorschieben und zurückziehen. Dabei lassen Sie den Finger auf einem Punkt und gehen wie bei der Massagetechnik »Fixierter Punkt mit Mobilisation« auf Seite 91 beschrieben vor.

Tiefen mittleren Flügelmuskel massieren

1. Stehen oder sitzen Sie aufrecht und entspannt. Platzieren Sie beidseitig kurz oberhalb des Kieferwinkels Ihre Daumen von unten so, dass Sie um den Unterkieferknochen herum an den inneren Rand des Knochens kommen. Ihre Fingerspitzen der Daumen sollten nun schräg nach vorn oben zeigen und leicht – von der Körpermitte her – von innen an den Unterkiefer drücken.
2. Testen Sie kurz, ob Sie die Daumen richtig platziert haben, indem Sie Ihren Unterkiefer in die jeweilige Gegenrichtung eines Daumens schieben. Dabei können Sie spüren, wie der Flügelmuskel gegen Ihren Daumen drückt, je nach Verspannungszustand tritt eventuell auch ein wenig Schmerz auf.
3. Massieren Sie nun diese Stellen vorsichtig mit leichtem Druck 30 bis 60 Sekunden lang. Wenden Sie hier auch die auf Seite 91 beschriebene Massagetechnik »Fixierter Punkt mit Mobilisation« an, wobei Sie den Mund langsam öffnen und schließen sowie vorschieben und zurückziehen.

Wiederholungen: 1-mal

Hinweis: Auch wenn dieser kleine Muskel ebenfalls über den inneren Mundraum direkt erreichbar ist, ist hier der Zugang von außen besser, da es von innen schnell zu Würgereizen kommen kann.

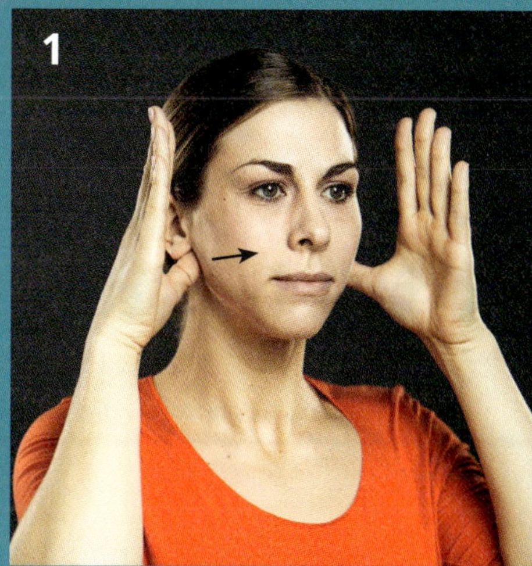

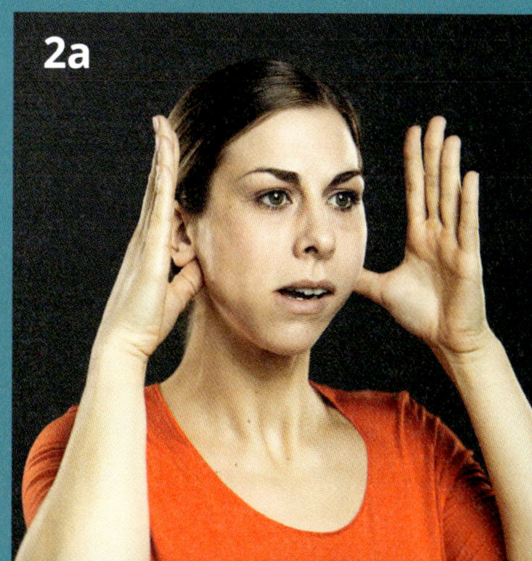

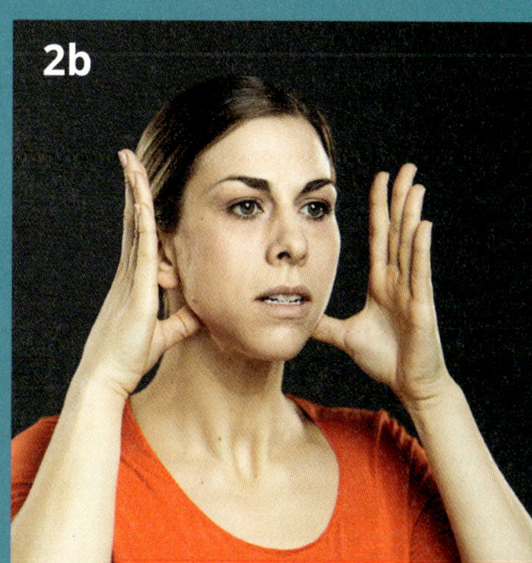

Verspannungen im Mundraum lösen

Wangen massieren

1. Stehen oder sitzen Sie aufrecht und entspannt. Greifen Sie mit den Fingern Ihrer rechten Hand die rechte Wange, und ziehen Sie diese nach außen.
2. Während Sie den Zug nach außen beibehalten, variieren Sie die Zugrichtung, mal gehen Sie ein wenig nach oben, mal nach unten (a und b).
3. Dann gehen Sie mal nach vorn und nach hinten (a und b).
4. Anschließend kombinieren Sie den Zug mit einer langsamen Drehbewegung erst in eine, dann in die andere Richtung. Nehmen Sie sich für die Schritte 2 und 3 insgesamt circa 30 bis 45 Sekunden Zeit. Vergleichen Sie nun Ihre rechte Wange mit der linken. Spüren Sie einen Unterschied von der Entspannung her? Wechseln Sie anschließend zur anderen Seite.

Wiederholungen: 2-mal

Folgen von Verspannungen im Mundraum

Info

Viele Kiefergelenkstörungen hängen mit Verspannungen im Bereich des Mundraums zusammen. Je nach Muskulatur werden beispielsweise die Wangen nach innen oder der Unterkiefer nach hinten gezogen. Letzteres führt zum einen dazu, dass die Kiefergelenke zusammengedrückt werden, zum anderen wird der Aufbiss zwischen der oberen und unteren Zahnreihe verschoben.

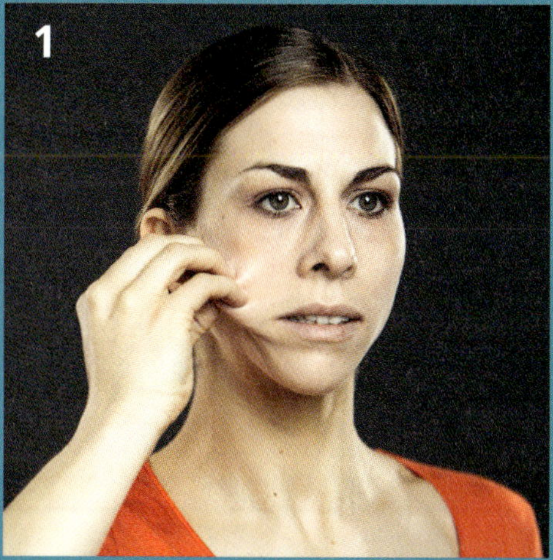
1

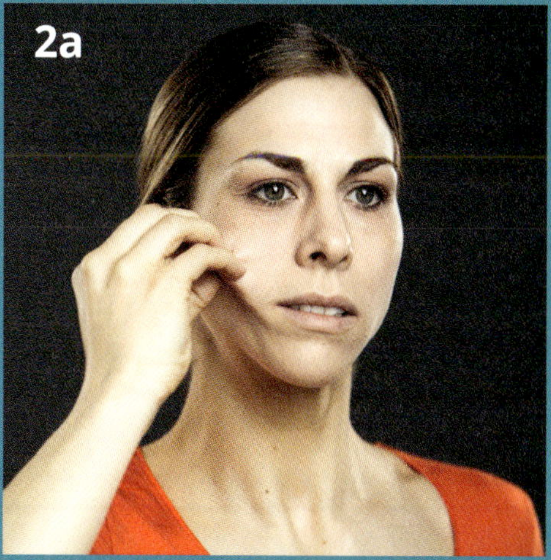
2a

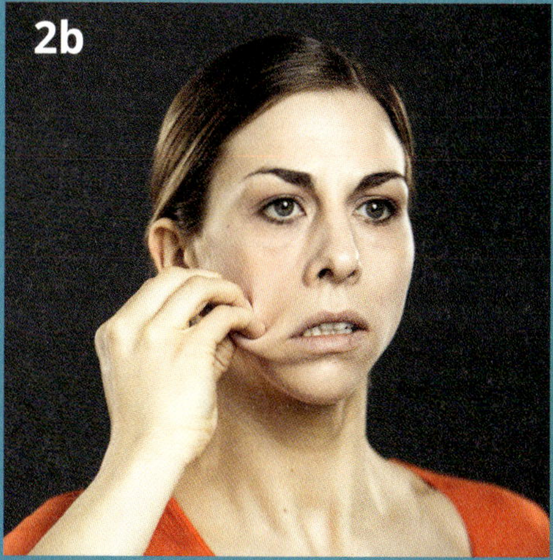
2b

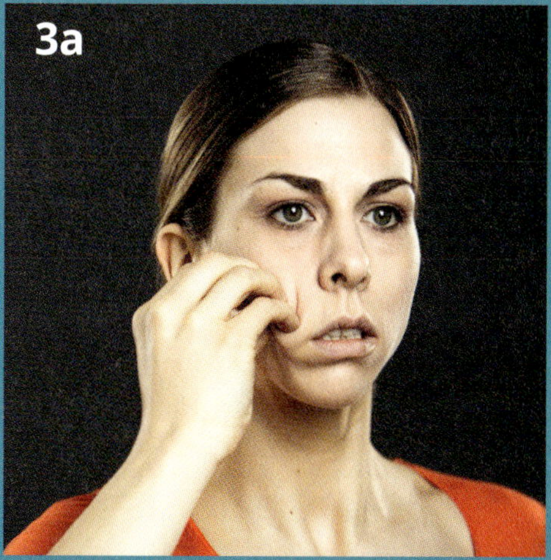
3a

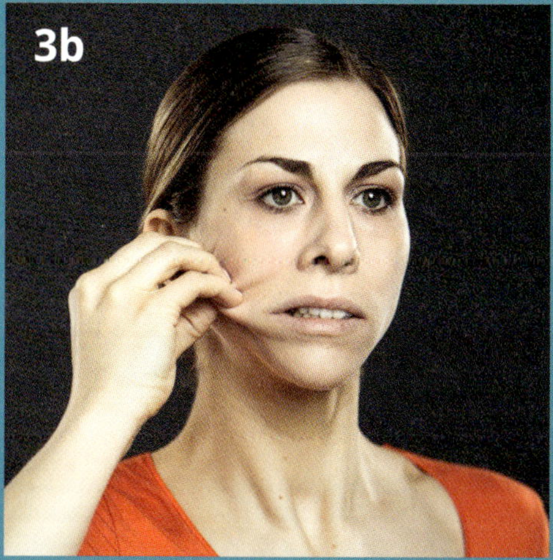
3b

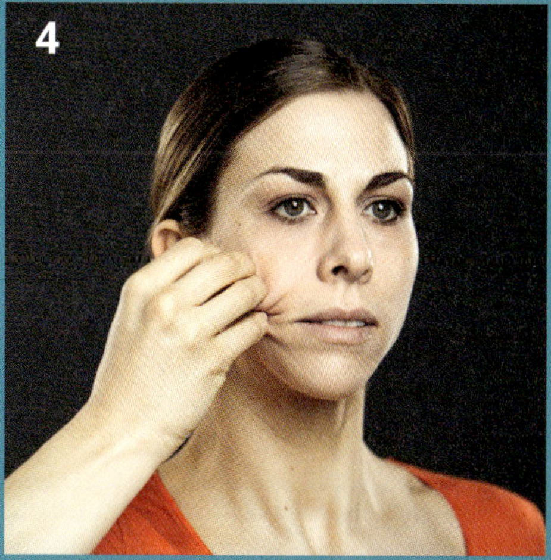
4

Variante: Druck mit BellaBambi®

1. Drücken Sie den BellaBambi® zusammen, und setzen Sie ihn auf eine Wange. Lösen Sie dann den Druck auf das Kleingerät, sodass es sich durch den Unterdruck ansaugt. Belassen Sie den BellaBambi® für maximal 30 Sekunden einfach an einer Stelle, und tun Sie nichts weiter, außer sich auf den Zug zu konzentrieren.
2. Alternativ können Sie dann für maximal 30 Sekunden abwechselnd in beide Richtungen ganz langsame Drehbewegungen ausführen, sodass das Bindegewebe mitverdreht wird (a und b). Vergleichen Sie nun Ihre rechte Wange mit der linken. Spüren Sie einen Unterschied von der Entspannung her? Wechseln Sie anschließend zur anderen Seite.

Hinweis: Steigern Sie die Anwendungsdauer nur langsam, da leichte Schröpfmarkierungen möglich sind. Den BellaBambi® gibt es in verschiedenen Intensitäten, probieren Sie gegebenenfalls auch einmal eine andere aus. Je nachdem, wie Ihre Haut reagiert, können Sie die Technik auch mehrmals hintereinander durchführen.

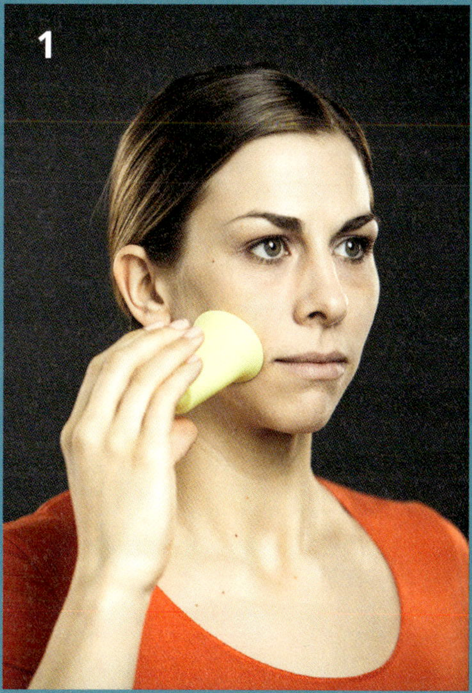
1

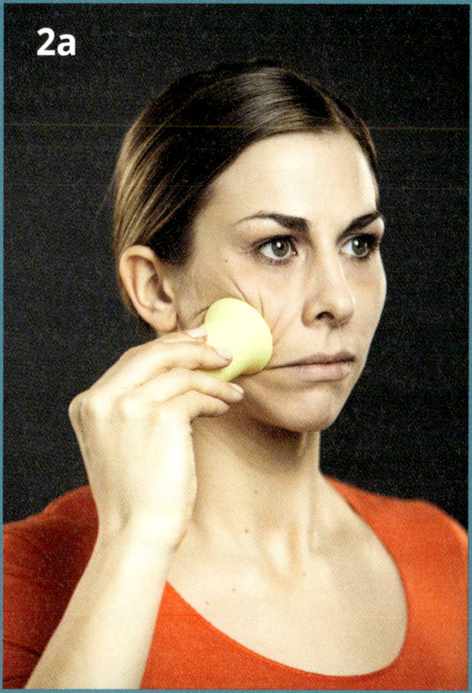
2a

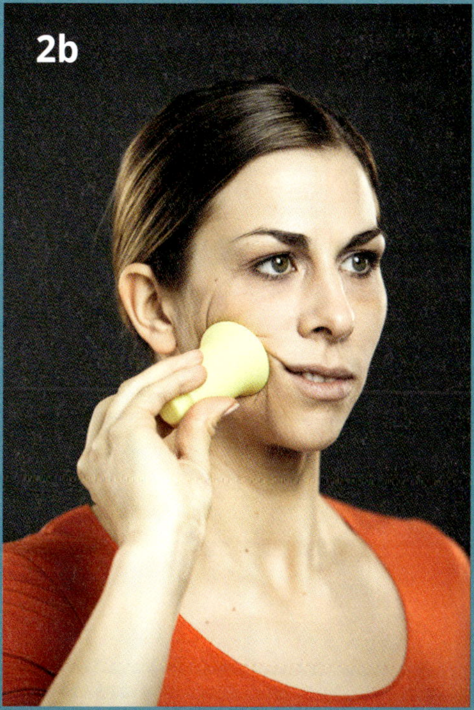
2b

Mundboden massieren

1. Stehen oder sitzen Sie aufrecht und entspannt. Platzieren Sie Ihren rechten Zeigefinger hinten in der rechten Mundhälfte unter der Zunge.
2. Nun streichen Sie den Mundboden unter Ihrer Zunge mit etwas Druck von hinten nach vorn in mehreren Bahnen ganz langsam aus. Beginnen Sie damit, am Zahnfleisch entlang die erste Bahn zu ziehen. Arbeiten Sie sich in den nächsten zwei Bahnen jeweils weiter Richtung Mitte vor.
3. Anschließend wechseln Sie die Bewegungsrichtung des Zeigefingers in dem Sinne, dass Sie nicht mehr von hinten nach vorn, sondern von der Seite nach innen hin ausstreichen. Sie beginnen also am Zahnfleisch und streichen mit der Länge Ihres Fingers zur unteren Zungenseite hin, indem Sie Ihren Finger in der Längsachse drehen. Fahren Sie mit dieser Technik den gesamten unteren Mundraum ab, um diesen zu entspannen. Danach wechseln Sie die Seite.
4. Um die Wirkung der Übung zu verstärken, können Sie mit dem Daumen der anderen Hand von außen einen Gegendruck geben. Massieren Sie dieselbe Muskulatur auch von der Außenseite her, und führen Sie parallele Bewegungen durch.

Wiederholungen: 2-mal

Hinweis: Verwenden Sie aus hygienischen Gründen bei dieser Übung am besten einen Einmalhandschuh.

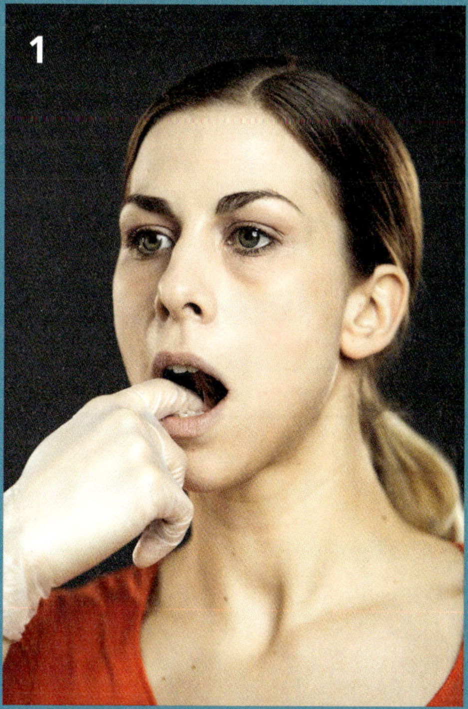
1

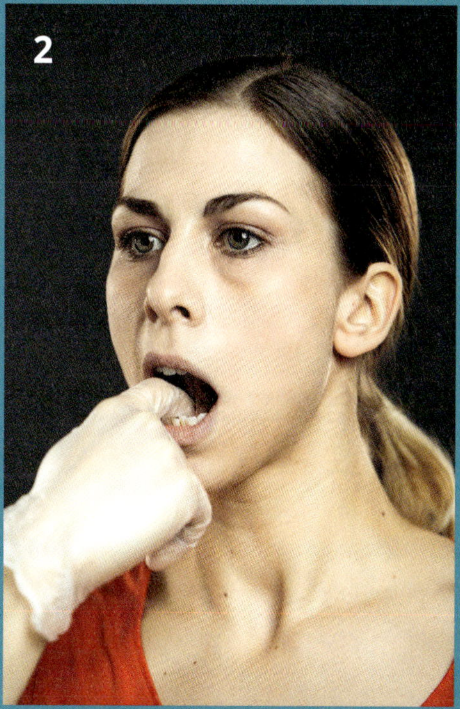
2

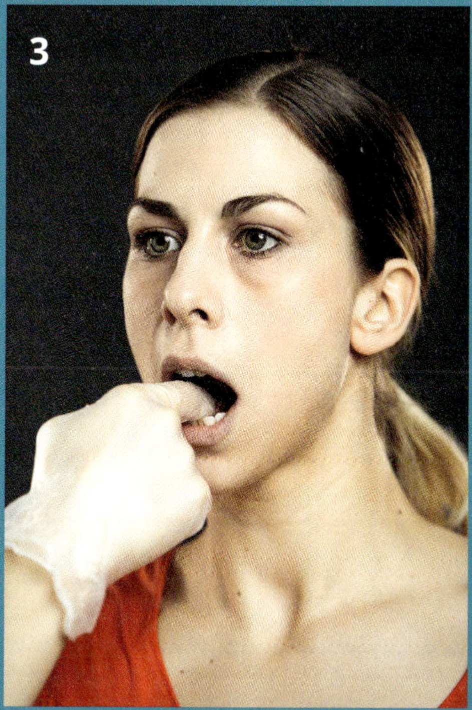
3

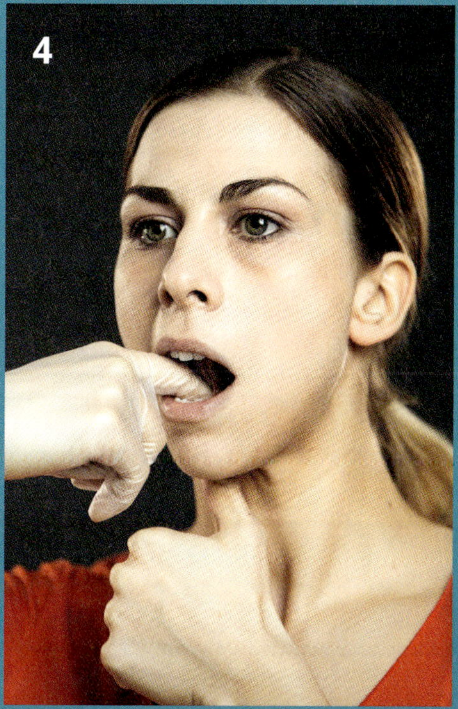
4

Zahnfleisch massieren

1. Stehen oder sitzen Sie aufrecht und entspannt. Platzieren Sie Ihren rechten Zeigefinger am äußeren Zahnfleisch des linken Unterkiefers hinten.
2. Streichen Sie langsam und mit etwas Druck diesen Bereich aus, indem Sie Ihren Finger in der Längsachse drehen. Ihr Finger bewegt sich dabei von der äußeren Zahnseite am Zahnfleisch nach unten, dann bewegt er sich an der inneren Wangen- beziehungsweise Lippenseite entlang wieder nach oben. Die Streichbewegung gleicht einem »U«.
3. Mit jedem »U« arbeiten Sie sich von hinten ein Stück weiter nach vorn in Richtung Schneidezähne. So massieren Sie den gesamten linken äußeren Zahnfleischbereich aus. Setzen Sie nun mit Ihrem linken Zeigefinger hinten rechts an und massieren Sie wieder in mehreren Streichbewegungen nach vorn zur Mitte.
4. Anschließend gehen Sie in gleicher Weise im Oberkiefer vor. Setzen Sie wieder den rechten Zeigefinger an, diesmal hinten im Oberkiefer.
5. Arbeiten Sie sich wieder Stück für Stück nach vorn Richtung Schneidezähne und entspannen Sie so das Zahnfleisch dort.

Wiederholungen: 1- bis 2-mal

Hinweis: Verwenden Sie aus hygienischen Gründen hierzu einen Einmalhandschuh.

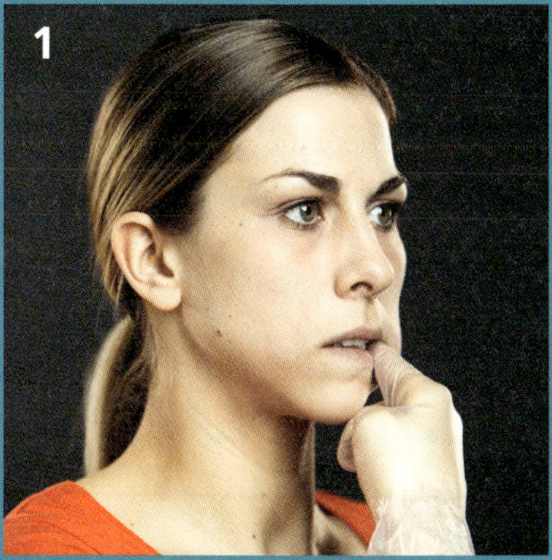
1

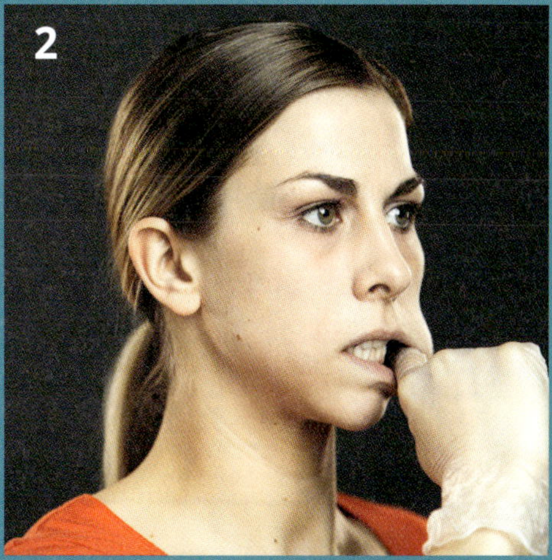
2

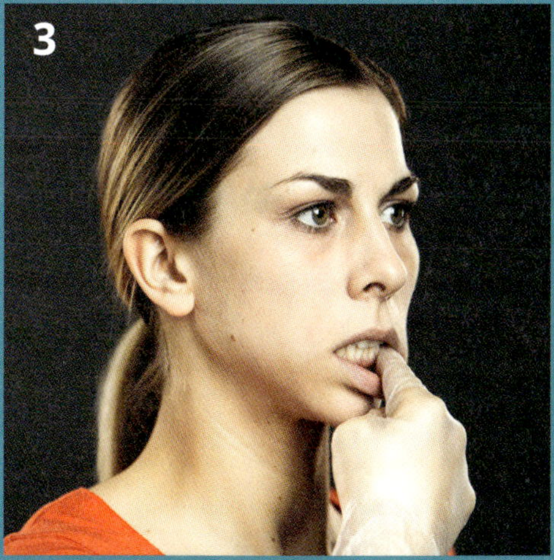
3

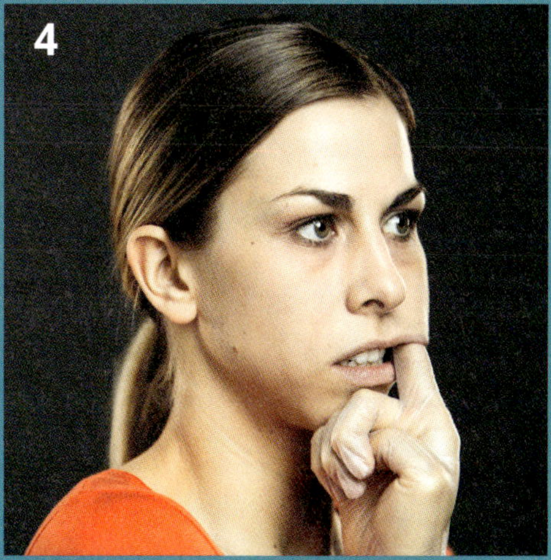
4

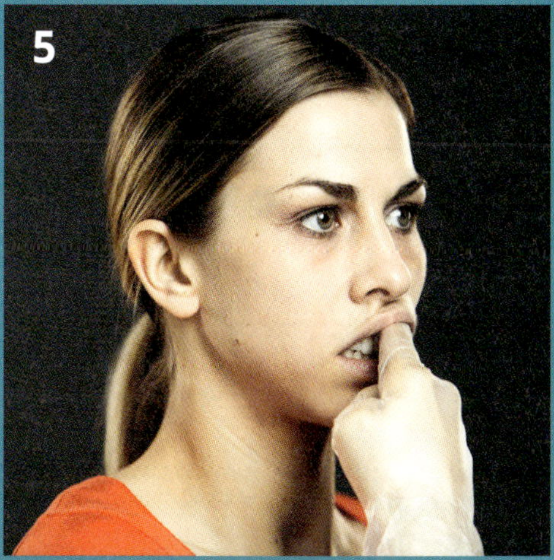
5

Halsmuskulatur lösen

Vordere Halsmuskeln entspannen

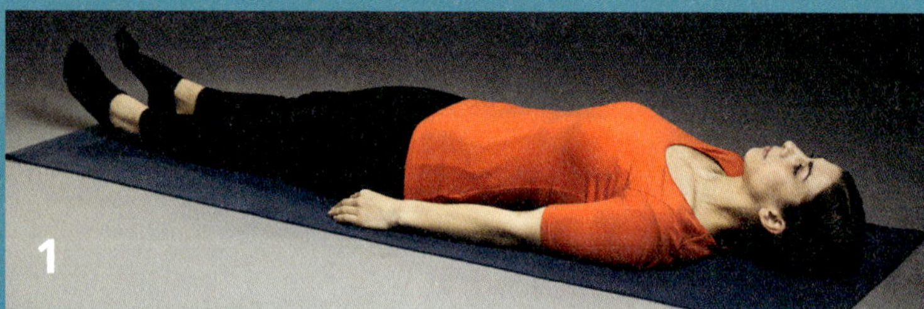

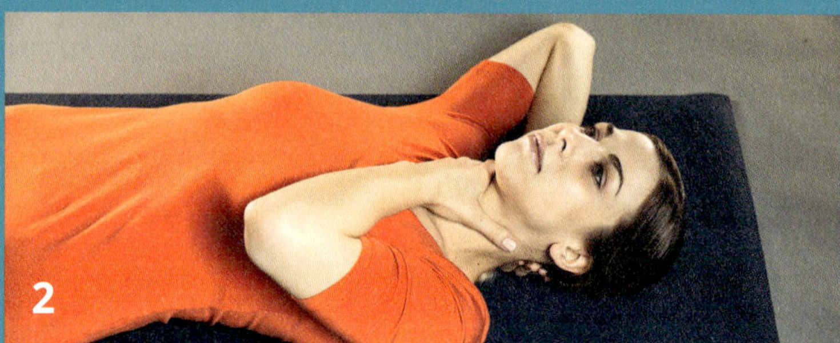

1. Legen Sie sich entspannt in Rückenlage, die Beine sind ausgestreckt.
2. Positionieren Sie eine Hand flächig an der Vorderseite Ihres Halses. Die andere Hand legen Sie flächig hinten in den oberen Nacken, und zwar direkt unterhalb Ihres Hinterkopfknochens. Schließen Sie am besten die Augen, und versuchen Sie, Spannungen in den vorderen Halsmuskeln wahrzunehmen. Wenn Sie den Eindruck haben, dass das Gewebe sich leicht in eine bestimmte Richtung bewegen möchte, folgen Sie dieser einfach mit minimalen Bewegungen Ihrer Hände. Warten Sie, bis ein Entspannungsgefühl eintritt.

Wiederholungen: 1-mal (1 bis 2 Minuten oder länger durchführen)

Hinweis: Für diesen Bereich wenden Sie keine wirklich aktive Massagetechnik an, sondern eine sanfte Entspannungstechnik. Diese stammt aus der Osteopathie und wird dort als »Unwinding« oder »myofasziales Lösen« bezeichnet. Wenn Sie die Technik anwenden, helfen Sie der Struktur, sich selbst in ihre natürliche Position zurückzubewegen.

Variante mit Zungenbeingriff

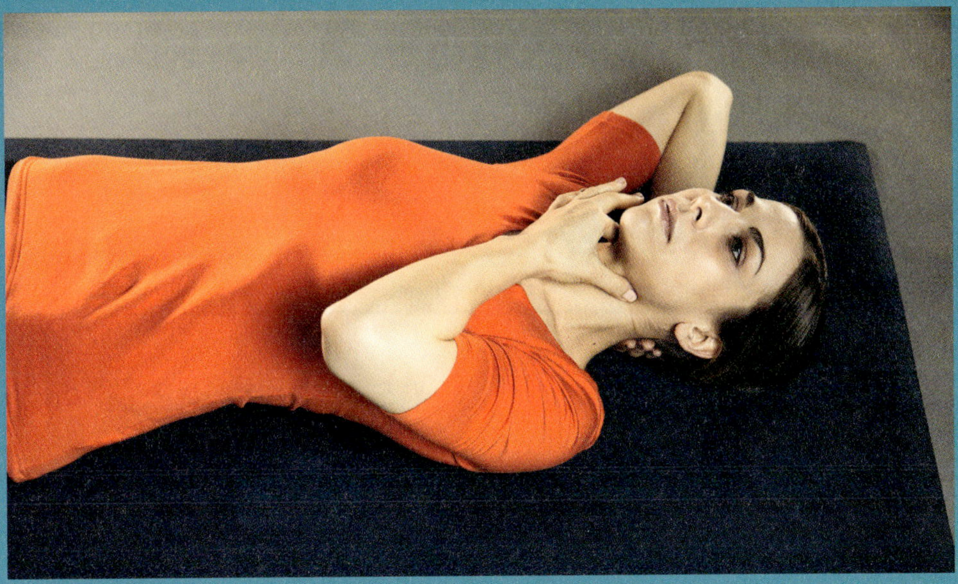

Anstatt Ihre vordere Hand flächig aufzulegen, greifen Sie mit Daumen und Zeigefinger von den Seiten Ihr Zungenbein oberhalb Ihres Kehlkopfes. Ansonsten verfahren Sie wie in der Grundübung erklärt.

Hinweis: Bei krankhaften Veränderungen im Rachenbereich, wie beispielsweise Schilddrüsenerkrankungen, einer akuten Halsentzündung oder auch Tumoren, sollten diese Übung und die Variante nicht angewendet werden. Besprechen Sie sich im Zweifelsfall vorher mit Ihrem Arzt oder Therapeuten.

Halswender massieren

1. Stehen oder sitzen Sie entspannt und aufrecht. Tasten Sie mit Ihrem rechten Zeigefinger den Knochenvorsprung hinter Ihrem rechten Ohr.
2. Drehen Sie Ihren Kopf dabei nach links und fühlen Sie den Muskelursprung des Halswenders, denn dieser tritt bei der Kopfdrehung hervor. Greifen Sie diesen mit etwas Druck zwischen Zeigefinger und Daumen im sogenannten Zangengriff.
3. Massieren Sie entlang des Muskels langsam Stück für Stück nach unten, bis Sie am Brust- beziehungsweise Schlüsselbein ankommen. Der Verlauf ist üblicherweise sehr gut tastbar und auch sichtbar, wenn Sie bei gedrehtem Kopf in den Spiegel blicken. Danach wechseln Sie die Seite.

Wiederholungen: 2-mal

Hinweis: Da in diesem Bereich die Halsschlagader verläuft, achten Sie bitte darauf, die Seiten im Wechsel zu massieren. Denn behandeln Sie beide Seiten gleichzeitig, kann es zu Kreislaufproblemen durch einen kurzfristigen Blutdruckabfall kommen. Bei bekannter arteriosklerotischer Verkalkung der Gefäße dieses Bereichs lassen Sie diese Übung komplett aus und besprechen sich mit Ihrem Arzt.

Variante mit Kopfdrehung

Während der Massagebewegung können Sie Ihren Kopf immer wieder langsam hin- und herdrehen. So bringen Sie einen zusätzlichen Zug und einen Massageeffekt auf den Muskel.

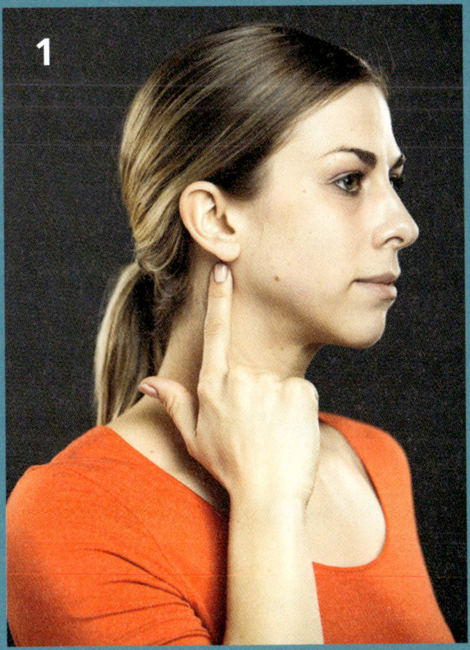
1

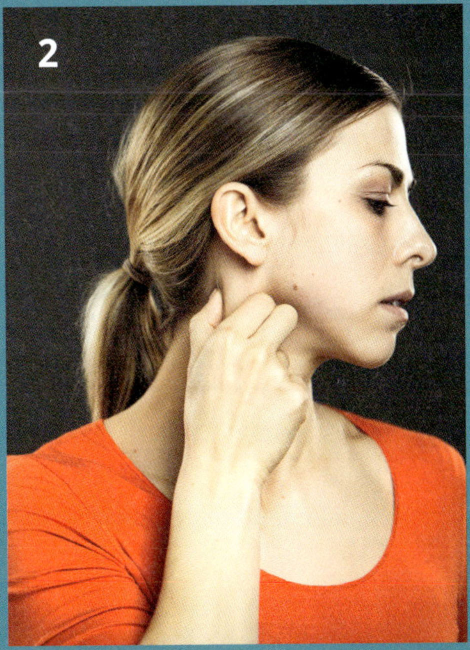
2

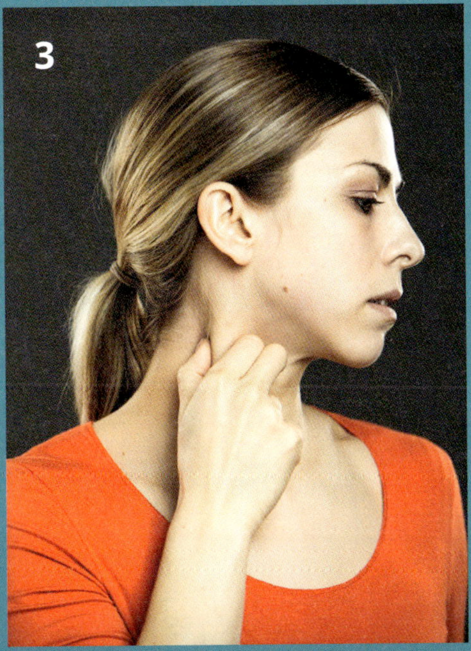
3

Übungen mit der Zunge

Die Muskelfasern der Zunge sind in allen drei Raumrichtungen angeordnet, sie verlaufen also von links nach rechts, von oben nach unten und von vorn nach hinten. Dadurch hat die Zunge eine überaus große Beweglichkeit und auch die Fähigkeit, ihre Gestalt auf vielfache Weise zu verändern. Das Ziel der folgenden Zungenspiele ist die Entspannung der Zungengrundmuskulatur, die die Zunge am Unterkiefer – genauer an der Innenseite des Kinns und im oberen Teil des Halses am Zungenbein – befestigt.

Kreisende Zungenspitze

1. Stehen oder sitzen Sie aufrecht und entspannt. Führen Sie Ihre Zungenspitze mit leichtem Druck an die Mitte der Innenseite einer Wange.
2. Dann führen Sie mit Ihrer Zunge sehr kleine kreisende Bewegungen an der Wangeninnenseite aus.
3. Lassen Sie 15 bis 30 Sekunden lang die Kreise spiralförmig größer werden und anschließend wieder kleiner. Danach wechseln Sie die Seite.

Wiederholungen: 2-mal

Hinweis: Die Übung kann zu Beginn sehr anstrengend sein, daher spüren Sie gut in sich hinein und steigern Sie erst mit der Zeit die Dauer.

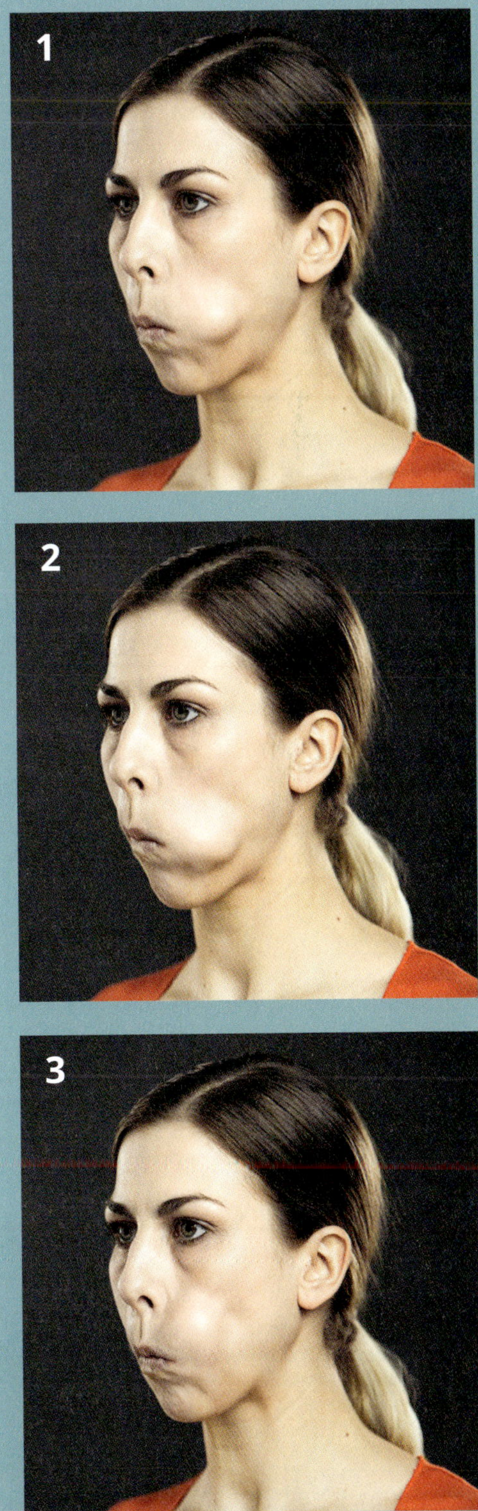

Schaukelnde Zungenspitze

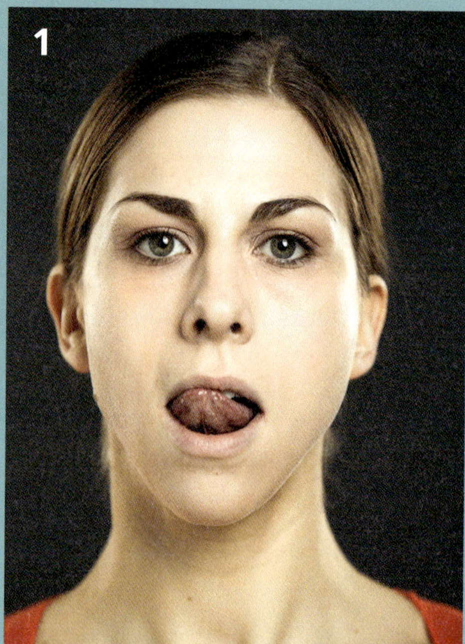

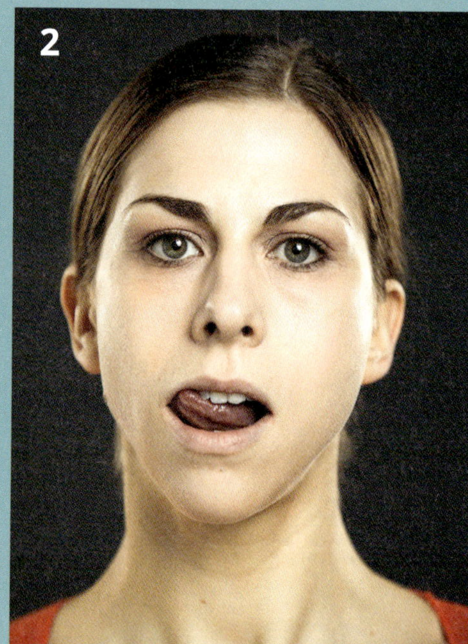

1. Stehen oder sitzen Sie aufrecht und entspannt. Führen Sie Ihre Zungenspitze nach oben an den Gaumen. Fahren Sie von hier aus langsam und konzentriert mit leichtem Druck nach vorn zum oberen, mittleren Schneidezahn der rechten Kieferhälfte. Fahren Sie an diesem entlang, Sie starten innen, bewegen die Zunge nach außen hin, dann fahren Sie weiter am äußeren Zahnfleisch das Zahns entlang nach oben, bis Sie an den Anschlag stoßen. Anschließend fahren Sie den gleichen Weg um den Zahn herum wieder zurück bis nach hinten zum Gaumen.
2. Machen Sie das Gleiche dann einen Zahn weiter rechts und so weiter, bis Sie am hintersten Backenzahn angekommen sind. Starten Sie anschließend wieder in der Mitte, diesmal mit dem linken Schneidezahn. Auch hier gehen Sie jeden Zahn durch bis zum hintersten linken Backenzahn. Und zu guter Letzt wiederholen Sie das Vorgehen Zahn für Zahn an der unteren Zahnreihe.

Wiederholungen: 1-mal

Schleckende Zungenspitze

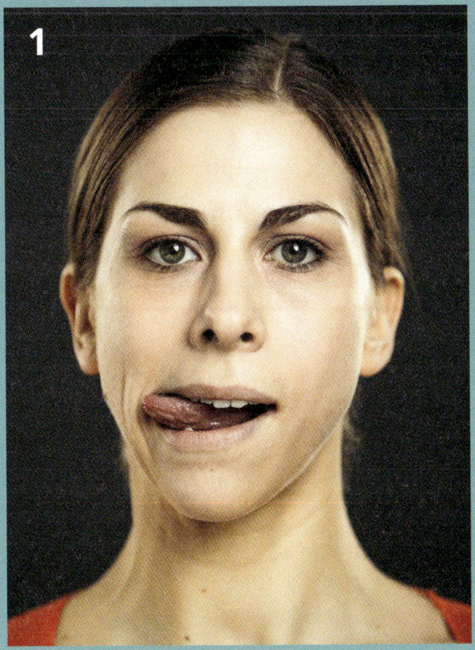

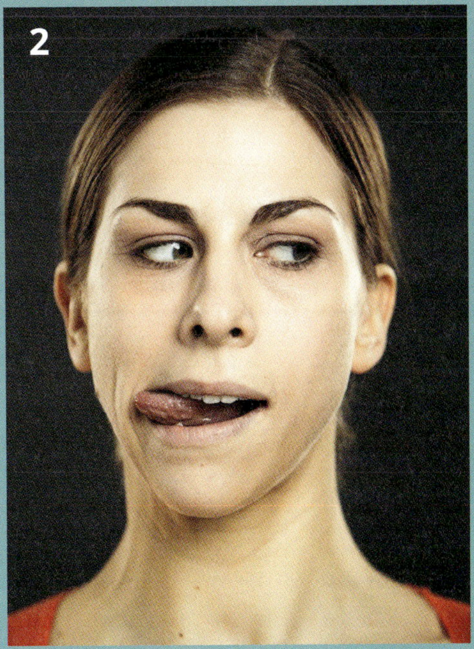

1. Stehen oder sitzen Sie aufrecht und entspannt. Strecken Sie Ihre Zunge so weit wie möglich heraus, und führen Sie Ihre Zungenspitze dann ganz weit nach rechts, als ob Sie einen Kekskrümel von Ihrer rechten äußeren Wange schlecken möchten.
2. Während Sie die Zunge in dieser Position 10 Sekunden halten, drehen Sie Ihre Augen zur Gegenseite, also ganz nach links. Danach führen Sie den Ablauf in die andere Richtung aus.

Wiederholungen: 2- bis 3-mal

Gehaltene Zungenspitze

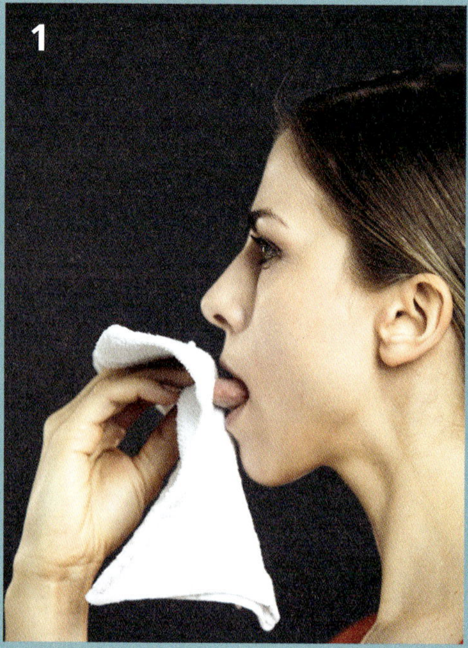

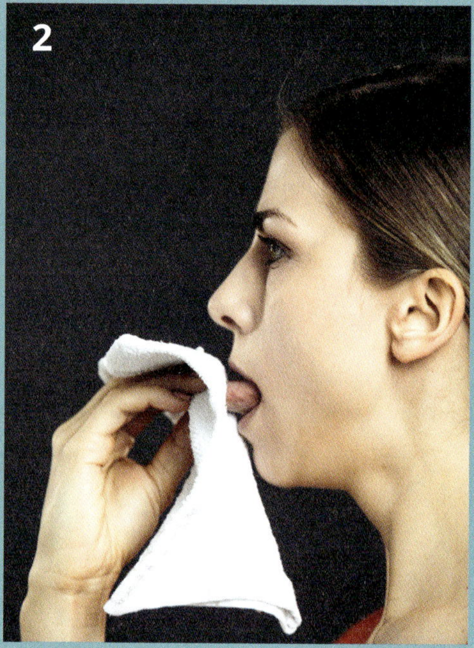

1. Stehen oder sitzen Sie aufrecht und entspannt. Strecken Sie Ihre Zunge so weit wie möglich nach vorn heraus. Nehmen Sie ein Handtuch oder einen Waschlappen in die Hand, und umfassen Sie damit Ihre Zunge.
2. Während Sie Ihre Zunge in herausgestreckter Position festhalten, versuchen Sie zu schlucken. Es wird Ihnen anfangs vermutlich schwerfallen zu schlucken, ohne dass sich Ihre Zunge dabei wieder stark zurückzieht. Seien Sie geduldig, gehen Sie langsam vor – Übung macht den Meister.

Wiederholungen: 3- bis 6-mal

Übungen zur Muskelverlängerung

Bei Fehlhaltungen verkürzen sich Muskeln, das findet auch im Kieferbereich statt. Das Ziel der sogenannten Längenkraftübungen besteht darin, verkürzte Muskeln auf Länge umzutrainieren, wodurch die Gelenkfunktion verbessert und sogar Arthrosebeschwerden reduziert werden können. Genauso, wie sich die Muskelfasern im ganzen Körper nach und nach durch den heutzutage meist nach vorn gerichteten Körpergebrauch – besonders durch stundenlanges Sitzen am Computer oder nach unten Starren aufs Handy – anpassen und verkürzen, können wir diese durch bestimmte regelmäßige, entgegengerichtete Übungsreize auch wieder in die Länge bringen. Dadurch regulieren sich auch Drücke und Züge auf Gelenke, sodass diese wieder in ihre optimale Funktion kommen können. Alle Übungen dieser Art basieren dabei auf einer prinzipiellen Vorgehensweise:

- Der jeweilige Muskel – oder besser noch die gesamte Muskelkette – wird zunächst in die lange, also in die gedehnte Position gebracht.
- Im zweiten Schritt – und das ist der wesentliche Unterschied zum reinen Dehnen – wird der Muskel in der Dehnung durch einen gehaltenen Kraftreiz aktiviert. Deshalb werden die Übungen auch »Kraft-in-der-Dehnung-Übungen« genannt, kurz KiD-Übungen.
- Anschließend wird der Muskel wieder entspannt. In der Entspannungsphase kann er dann ein klein wenig weiter in die Dehnung gebracht werden.
- Nach der letzten Wiederholung empfiehlt es sich, die jeweilige Struktur locker zu bewegen und/oder zu massieren.

Es sind regelmäßiges Üben und ein wenig Geduld notwendig, bis sich ein verkürzter Muskel zum Positiven hin verändert. Dies ist dem natürlichen Lebenszyklus der Muskelzellen geschuldet, denn es dauert circa drei Monate, bis sich ein verkürzter Muskel komplett erneuert. Ist er in dieser Zeit regelmäßigen Übungsreizen ausgesetzt, so passt sich der Muskel an und verlängert sich.

Oberflächliche und tiefe Kaumuskulatur umtrainieren

Mund öffnen

1. Stehen oder sitzen Sie entspannt und aufrecht, insbesondere in der Halswirbelsäule. Legen Sie Ihre rechte Hand mit der Kuhle zwischen Daumen und Zeigefinger über Ihr Kinn, sodass der Zeigefinger an der linken Unterkieferseite und der Daumen an der rechten Unterkieferseite anliegen.
2. Dann legen Sie Ihre linke Hand in gleicher Weise darüber.
3. Öffnen Sie nun Ihren Mund so weit wie möglich. In dieser Position üben Sie mit Ihren Händen leichten Druck nach unten aus, sodass Ihr Mund sich eventuell noch ein klein wenig weiter öffnet und die Kaumuskeln gedehnt werden. Nun drücken Sie das Kinn gegen Ihren Händedruck nach oben, also ob Sie Ihren Mund schließen möchten – dafür setzen Sie circa 10 Prozent Ihrer möglichen Kraft ein. Der Mund bleibt dabei jedoch komplett geöffnet, das heißt, es findet keine Bewegung statt. Halten Sie diesen Druck für 7 bis 10 Sekunden
4. Danach lassen Sie ganz locker, während Sie immer noch in dieser Position bleiben und das Gewicht der Hände weiter am Kinn nach unten wirken lassen. Spüren Sie, ob der Mund sich vielleicht schon ein klein wenig weiter öffnen lässt.

Wiederholungen: 2- bis 3-mal

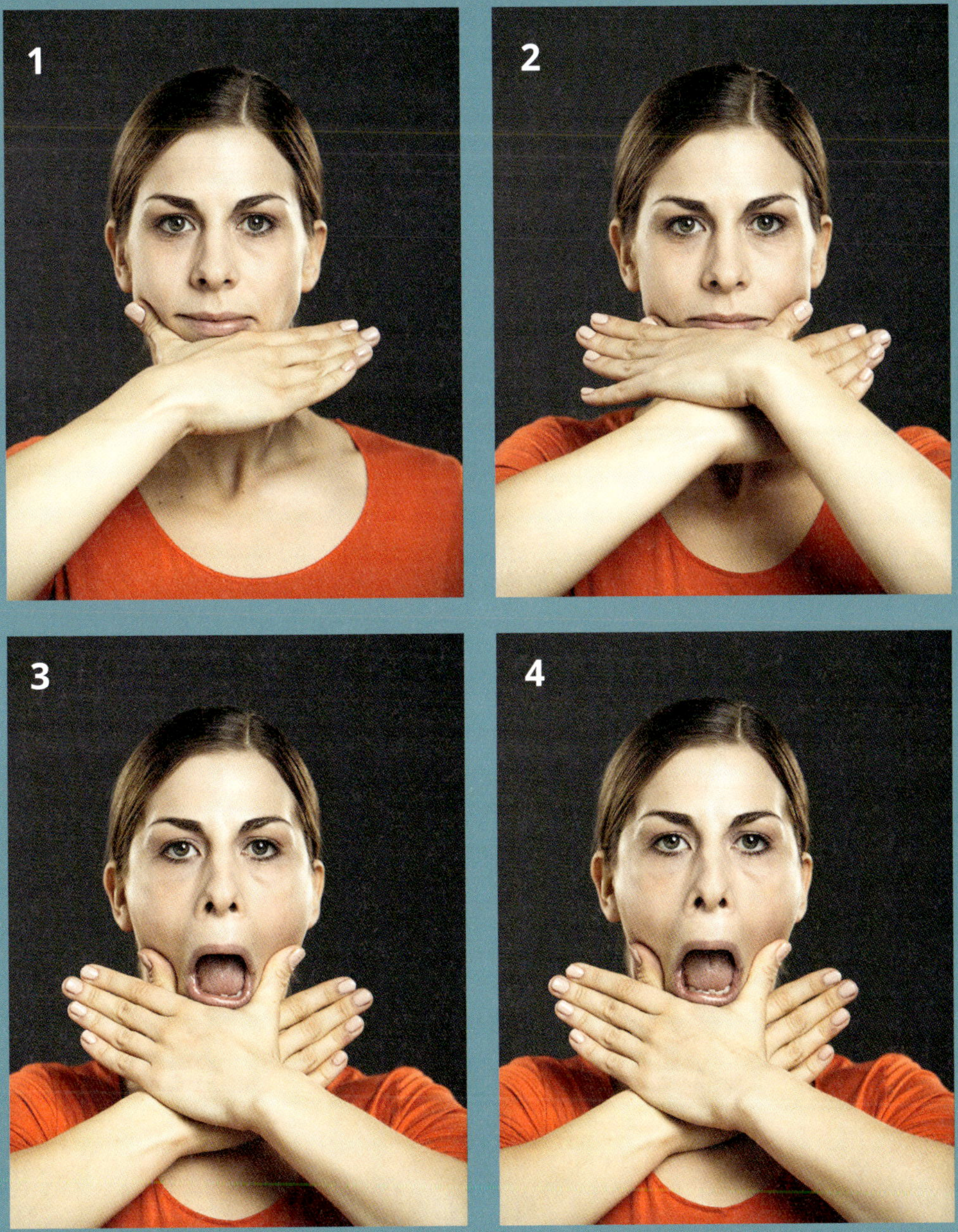
1
2
3
4

Mund schließen

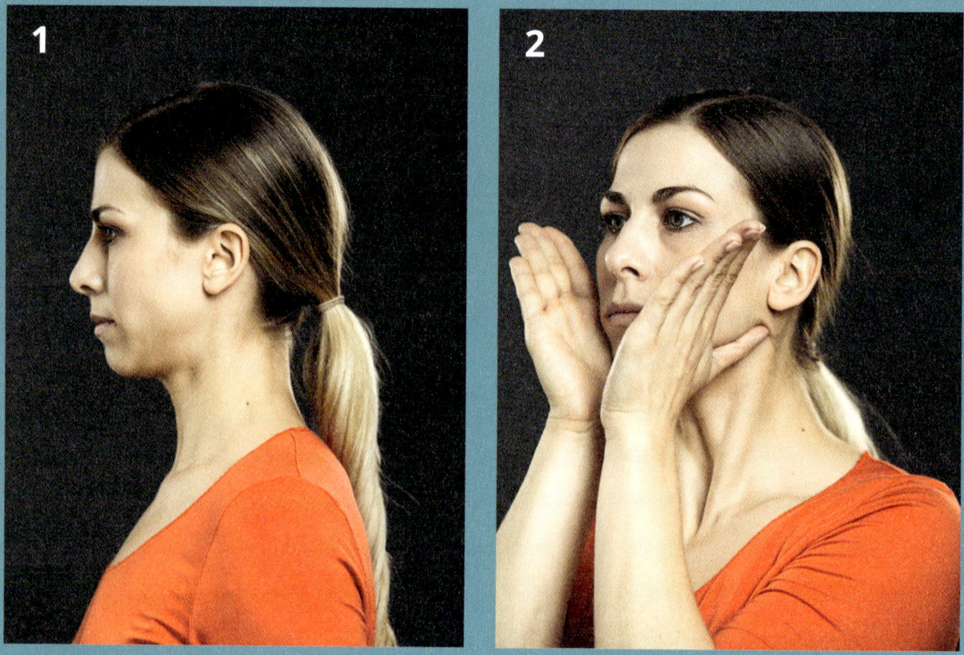

1. Dies ist die Gegenübung zur vorherigen Übung »Mund öffnen« auf Seite 122. Stehen oder sitzen Sie aufrecht und entspannt. Strecken Sie Ihre Halswirbelsäule nach oben, und ziehen Sie das Kinn leicht nach unten hinten in die »Doppelkinnposition«.
2. Legen Sie die Daumen beider Hände unter Ihr Kinn, sodass Sie Druck nach oben erzeugen können. Der Mund bleibt während der gesamten Übung geschlossen. Dann aktivieren Sie die Mundöffnermuskulatur, indem Sie mit Ihrem Unterkiefer leichten Druck gegen Ihre Daumen ausüben. Die Bewegung ist mit der identisch, mit der Sie sonst Ihren Mund öffnen, diesmal bleibt er jedoch geschlossen. Verwenden Sie auch hier wieder nur circa 10 Prozent Ihrer möglichen Kraft. Halten Sie diesen Druck für 7 bis 10 Sekunden. Lassen Sie wieder ganz locker, und spüren Sie nach.

Wiederholungen: 2- bis 3-mal

Unterkiefer vorschieben

1. Stehen oder sitzen Sie entspannt und aufrecht. Strecken Sie Ihre Halswirbelsäule nach oben, und ziehen Sie das Kinn leicht nach unten hinten in die »Doppelkinnposition«. Schieben Sie Ihren Unterkiefer so weit wie möglich nach vorn.
2. Fassen Sie nun beidseitig mit Ihren Mittel- und Ringfingern seitlich hinter Ihren Unterkiefer, und ziehen Sie diesen ganz locker noch ein kleines Stückchen weiter nach vorn.
3. Nun ziehen Sie den Unterkiefer gegen Ihre Finger nach hinten, dafür setzen Sie circa 10 Prozent Ihrer möglichen Kraft ein. Der Unterkiefer bleibt dabei jedoch unbeweglich vorn, das heißt, es findet keine Bewegung statt – Sie halten mit den Fingern vielmehr der Kraft entgegen. Halten Sie den Zug für 7 bis 10 Sekunden. Lassen Sie den Zug wieder locker, und behalten Sie dabei die Unterkieferposition bei. Spüren Sie, ob der Unterkiefer sich vielleicht schon ein klein wenig weiter nach vorn bringen lässt.

Wiederholungen: 2- bis 3-mal

Hinweise

- Diese Übung ist besonders hilfreich, wenn Sie einen vergrößerten Überbiss haben, also beim Aufbeißen Ihre oberen Schneidezähne deutlich vor den unteren liegen.
- Sollte es Sie schmerzen, wenn Sie mit den Fingern am Unterkiefer zugreifen, nehmen Sie auf jeden Fall auch die Selbstmassage »Tiefen mittleren Flügelmuskel massieren« auf Seite 103 in Ihr Programm auf.

1
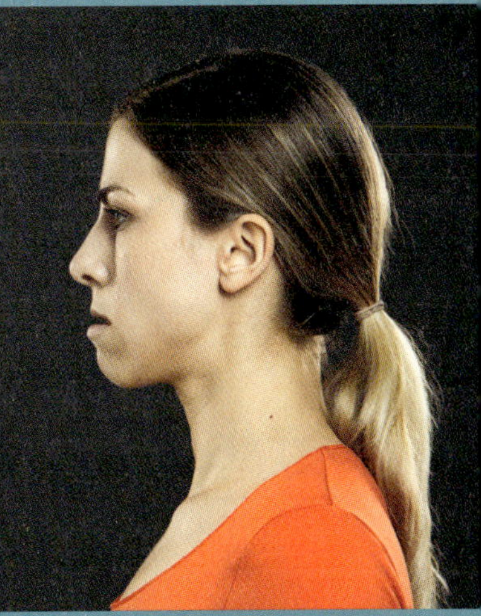

2
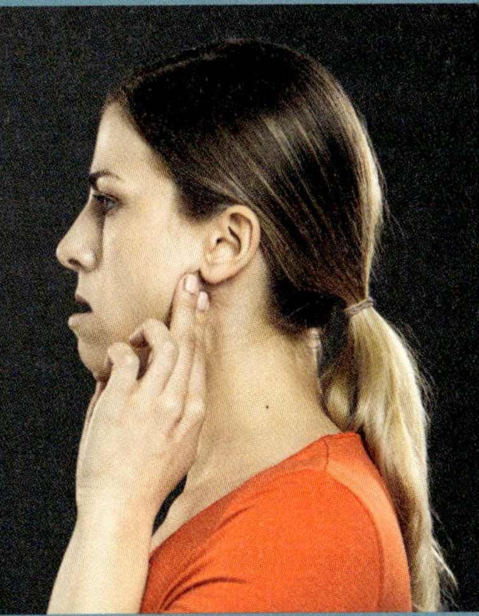

3
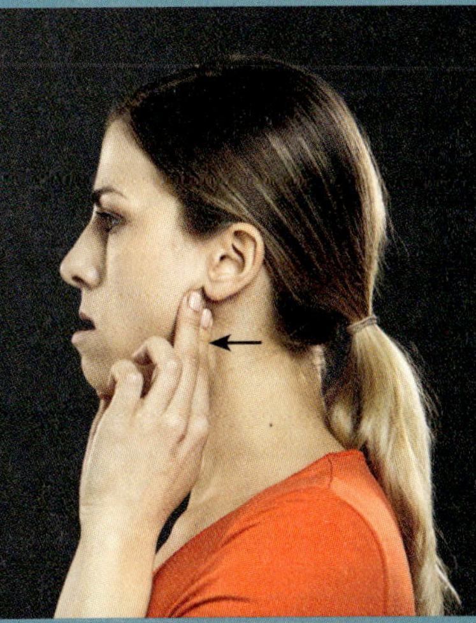

Unterkiefer zurückziehen

1. Stehen oder sitzen Sie entspannt und aufrecht. Strecken Sie Ihre Halswirbelsäule nach oben, und ziehen Sie das Kinn leicht nach unten hinten in die »Doppelkinnposition«. Legen Sie Ihre rechte Hand mit der Kuhle zwischen Daumen und Zeigefinger über Ihr Kinn, sodass der Zeigefinger an der linken Unterkieferseite und der Daumen an der rechten Unterkieferseite anliegen.
2. Dann legen Sie Ihre linke Hand in gleicher Weise darüber. Drücken Sie nun den lockeren Unterkiefer so weit wie möglich nach hinten.
3. Nun aktivieren Sie die Muskulatur, indem Sie Ihren Unterkiefer mit leichtem Druck nach vorn gegen Ihre Hände schieben. Er bewegt sich jedoch nicht und bleibt hinten. Verwenden Sie auch hier wieder nur circa 10 Prozent Ihrer möglichen Kraft. Halten Sie diesen Druck nach vorn für 7 bis 10 Sekunden.
4. Lassen Sie dann den Druck wieder locker, und prüfen Sie, ob der Unterkiefer sich vielleicht schon ein klein wenig weiter nach hinten bringen lässt.

Wiederholungen: 2- bis 3-mal

Hinweis: Diese Übung ist die Gegenübung zur Übung »Unterkiefer vorschieben« auf Seite 125. Besonders hilfreich ist sie, wenn Sie einen Unterbiss haben, also beim Aufbeißen Ihre unteren Schneidezähne vor den oberen liegen.

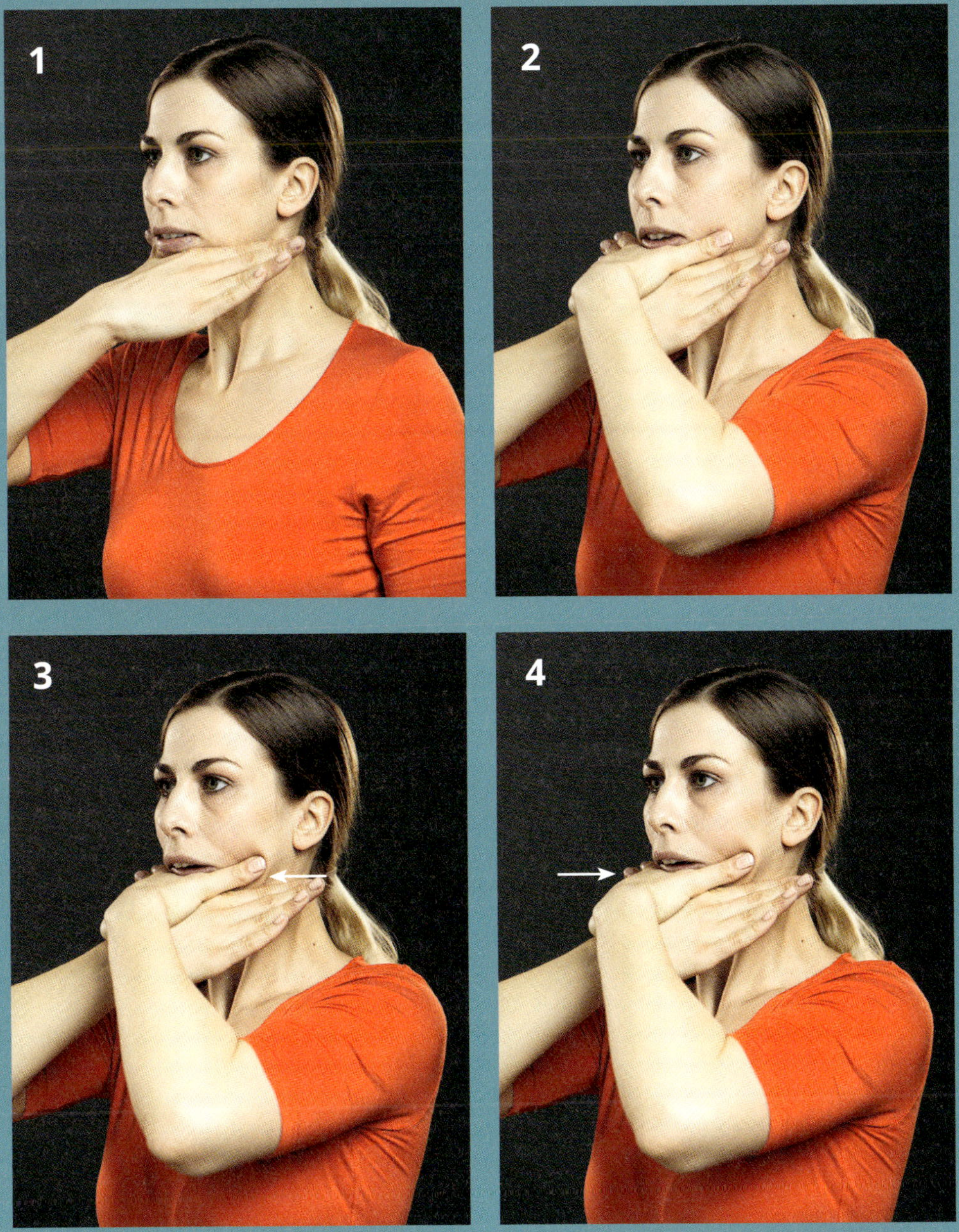
1
2
3
4

Unterkiefer nach rechts und links schieben

1. Stehen oder sitzen Sie entspannt und aufrecht, insbesondere in der Halswirbelsäule. Tendiert Ihr Unterkiefer in entspannter Position in eine Richtung – beispielsweise nach rechts –, dann schieben Sie diesen in die Gegenrichtung, in dem genannten Fall nach links. Damit die Übungsausführung eingängiger dargestellt werden kann, wird auch im Folgenden das bereits eingeführte Beispiel weitergeführt.
2. Greifen Sie mit Ihrer rechten Hand an den rechten Unterkiefer, und drücken Sie diesen ganz locker noch ein kleines Stückchen weiter nach links.
3. Dann drücken Sie mit circa 10 Prozent Ihrer möglichen Kraft den Unterkiefer gegen Ihre Hand nach rechts. Der Unterkiefer bleibt dabei jedoch komplett in seiner Ausgangsposition, das heißt, es findet keine Bewegung statt. Halten Sie diesen Druck für 7 bis 10 Sekunden.
4. Lassen Sie dann die Kiefermuskulatur wieder ganz locker, während Sie immer noch in der gleichen Position bleiben. Testen und spüren Sie, ob der Unterkiefer sich vielleicht schon ein klein wenig weiter nach links schieben lässt. Falls der Unterkiefer keine eindeutige Tendenz zu einer Seite hat, wechseln Sie zur anderen Seite. Dadurch erfolgt ein allgemeiner Spannungsausgleich in der Kaumuskulatur.

Wiederholungen: 2- bis 3-mal

Hinweis: Diese Übung ist besonders hilfreich, wenn Sie festgestellt haben, dass Ihr Unterkiefer in eine Richtung tendiert, was sich auch in der Kaubewegung niederschlägt (siehe dazu Checkliste und Selbsttest »Unterkieferbeweglichkeit« auf den Seiten 43, 44 und 47). Doch auch wenn dies nicht der Fall ist, trägt diese Übung zum Spannungsausgleich der Kaumuskeln bei.

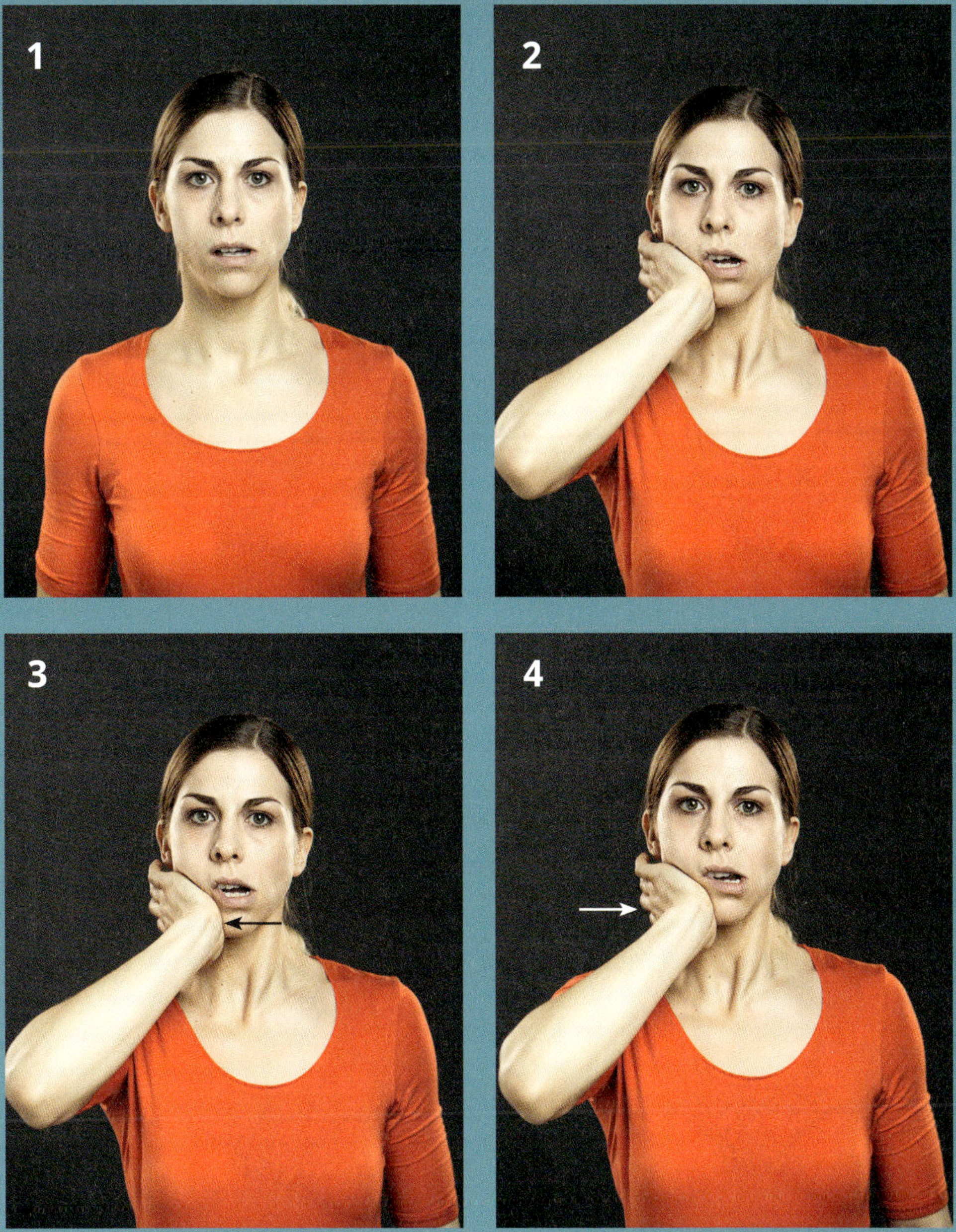
1
2
3
4

Hals-Nacken-Muskulatur umtrainieren

Vordere Halsmuskeln trainieren

1. Wählen Sie für diese Übung eine etwas härtere Unterlage, in die Sie nicht einsinken. Legen Sie sich entspannt mit ausgestreckten Beinen auf den Rücken, die Arme sind neben dem Körper abgelegt. Schieben Sie nun Ihren Hinterkopf auf der Unterlage gerade nach hinten, sodass sich Ihr Nacken streckt und das Kinn Richtung »Doppelkinnposition« kommt. Dies entspricht der auf Seite 124 beschriebenen Haltung, jedoch wird sie hier liegend durchgeführt.
2. Heben Sie nun Ihren Kopf nur einen Millimeter von der Unterlage ab, gerade so, dass Sie sein Gewicht selbst halten müssen. Schieben Sie während der gesamten Übung die Halswirbelsäule weiterhin aktiv nach hinten in die Länge, und behalten Sie die »Doppelkinnposition« bei. Halten Sie die Position so lange, bis Sie etwas ins Zittern kommen. Dann machen Sie eine kurze Pause von 10 Sekunden, bevor Sie den Ablauf noch einmal durchführen.

Wiederholungen: 3-mal

Hinweis: Diese Übung wirkt dem in Kapitel 1, Seite 19 beschriebenen Upper Cross entgegen.

Eine Minute Haltezeit

Info

Bei einer gut funktionierenden Halsmuskulatur, insbesondere auch was den Halswendermuskel anbelangt, sollte eine Minute Haltezeit in der beschriebenen Position gut machbar sein. Schaffen Sie das nicht, ist das ein deutlicher Hinweis auf verkürzte Muskeln.

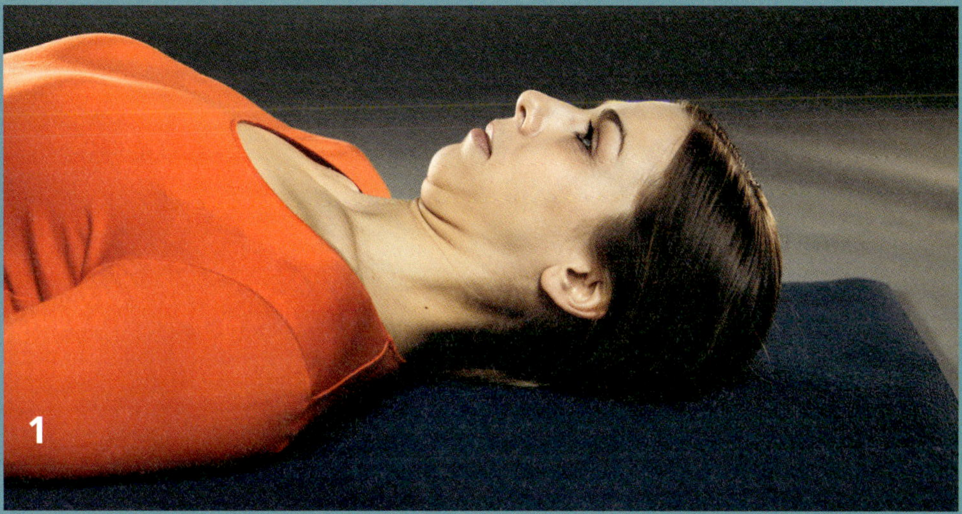
1

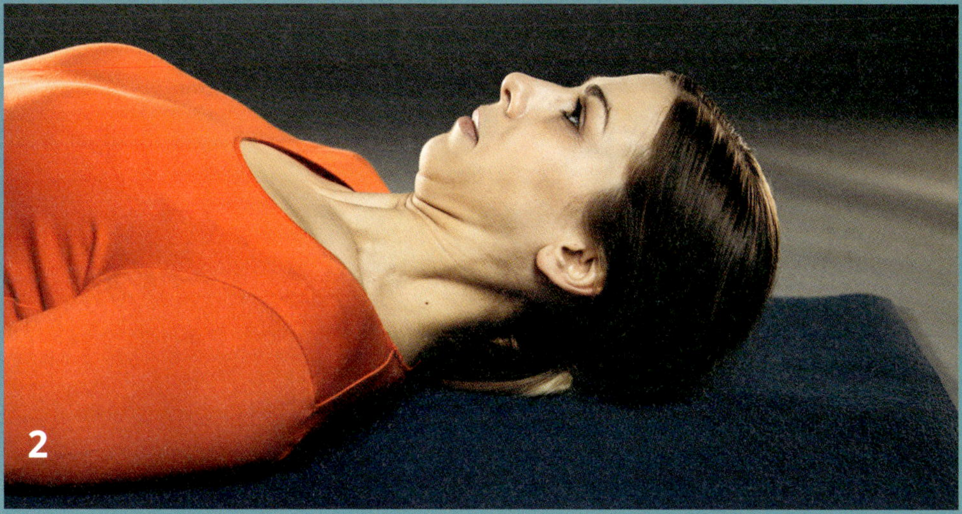
2

Kurze Nackenmuskeln trainieren

1. Stehen oder sitzen Sie entspannt und aufrecht. Strecken Sie Ihre Halswirbelsäule nach oben, und ziehen Sie das Kinn leicht nach unten hinten in die »Doppelkinnposition«. Legen Sie Ihre rechte Hand mit der Kuhle zwischen Daumen und Zeigefinger über Ihr Kinn, sodass der Zeigefinger an der linken Unterkieferseite und der Daumen an der rechten Unterkieferseite anliegen. Der Mund bleibt geschlossen.
2. Dann legen Sie Ihre linke Hand in gleicher Weise darüber.
3. Drücken Sie nun Ihren Kopf noch ein Stückchen weiter nach hinten unten, wobei die Hals- und Brustwirbelsäule allerdings nach wie vor aufrecht bleiben. Sie spüren jetzt eventuell eine leichte Dehnung der oberen Nackenmuskulatur zwischen Hinterkopf und den oberen zwei Halswirbeln.
4. Aus dieser Position drücken Sie mit circa 10 Prozent Ihrer möglichen Kraft mit dem Kinn in einer gedachten Kreisbahn gegen Ihren Händedruck nach oben – die Bewegung entspricht der, die Sie beim Nicken durchführen, um den Kopf wieder nach oben zu bringen. Das Kinn und der Kopf bleiben hier jedoch in der Ausgangsposition, das heißt, es findet keine Bewegung statt. Halten Sie diesen Druck für 7 bis 10 Sekunden.
5. Lassen Sie dann ganz locker, während Sie immer noch in dieser Position bleiben und das Gewicht der Hände wirken lassen. Spüren Sie, wie die kurzen Nackenmuskeln direkt unterhalb des Hinterkopfknochens mit der Zeit länger werden.

Wiederholungen: 2- bis 3-mal

Hinweis: Diese Übung wirkt dem in Kapitel 1, Seite 19 beschriebenen Upper Cross entgegen.

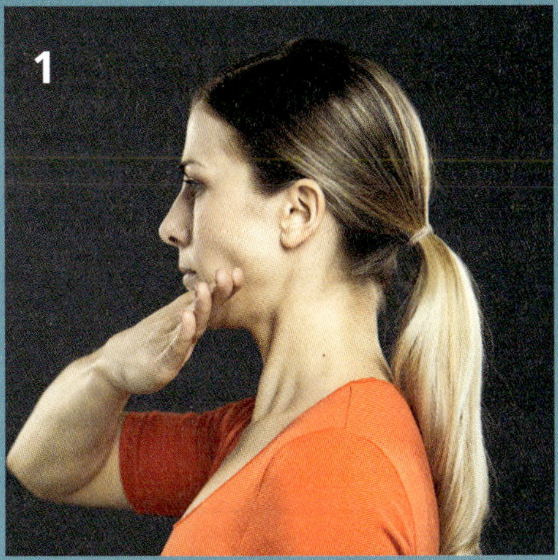
1

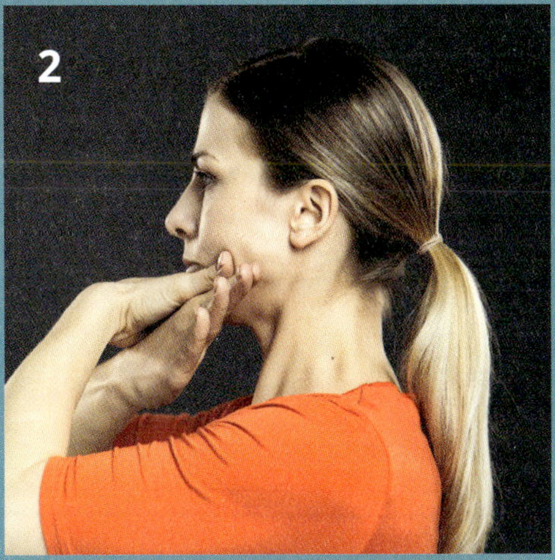
2

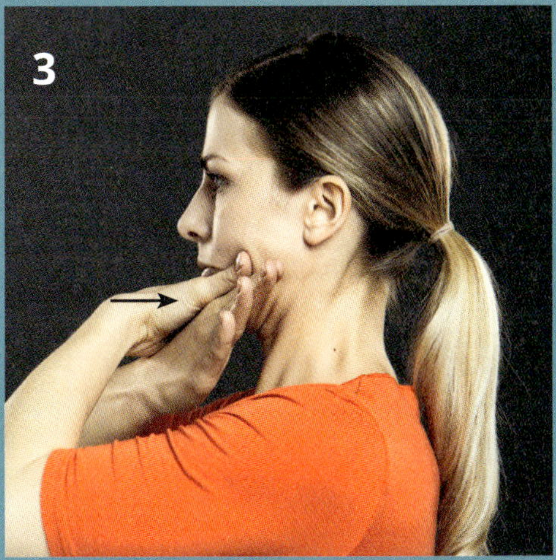
3

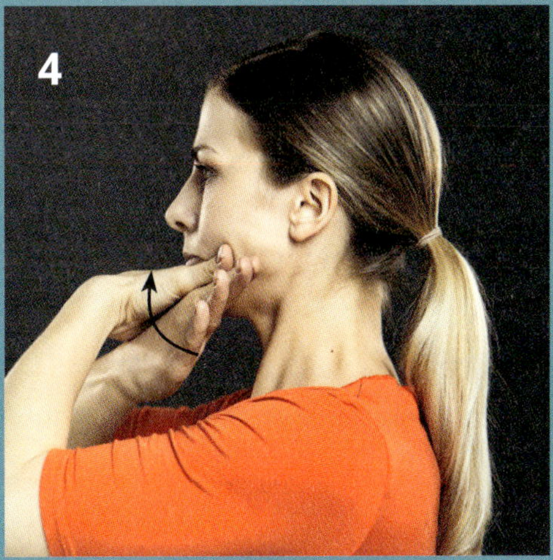
4

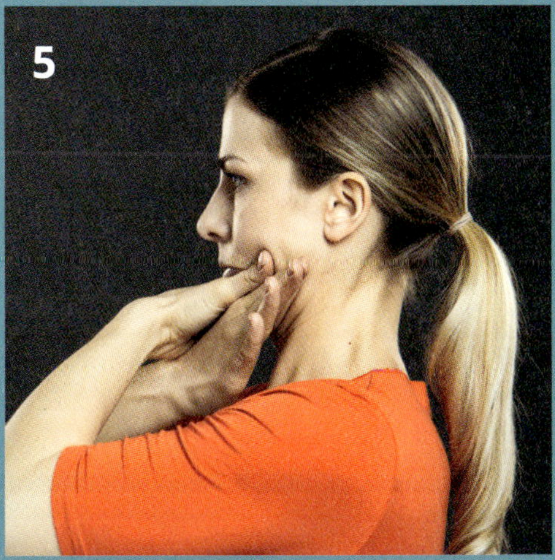
5

Harte Strukturen behandeln

Die folgenden Übungen kommen vornehmlich aus der craniosacralen Osteopathie. Cranium steht für Schädel und Sacrum für Kreuzbein (»Das craniosacrale System«, Seite 14). Insgesamt beinhalten die Übungen sehr sanfte Techniken, denn nicht immer gilt: »Viel hilft viel.« Während ein Osteopath immer die gesamte Verbindung behandeln wird, konzentrieren wir uns bei der Selbstbehandlung der Einfachheit und Machbarkeit halber auf craniale Bereiche, die über verschiedene Strukturen mit dem Kiefer und dem Kauapparat in Verbindung stehen und einen Einfluss auf die CMD haben können.

Das Ziel der Übungen besteht darin, Nahtstellen zwischen den Schädelknochen zu regulieren, knöcherne Durchgänge für Blutgefäße und Nerven zu öffnen, den natürlichen Rhythmus der Hirnflüssigkeit zu regulieren sowie Blockaden und übertragene fasziale Spannungen zu lösen. Auch manche Übungen im Praxisteil »Selbstmassage für Muskeln und Faszien« ab Seite 91 haben bereits einen regulativen Effekt auf diese Strukturen.

Für eine optimale Wirkung wählen Sie bei den Übungen im Liegen eine etwas härtere Unterlage. Das kann beispielsweise eine Yogamatte oder auch einfach ein Teppich sein.

Keilbein-Lift

1. Legen Sie sich entspannt mit ausgestreckten Beinen auf den Rücken. Führen Sie Ihre Mittelfinger beidseitig ohne Druck an Ihre Schläfen in die Mulde neben Ihren Augen. Entspannen Sie zunächst für ein paar tiefe Atemzüge in dieser Position.
2. Dann üben Sie mit den Fingern gleichmäßig einen ganz sanften Zug Richtung Boden aus und halten diesen für circa 15 Sekunden.
3. Anschließend gehen Sie in einen Zug in die Gegenrichtung über, also zur Zimmerdecke hin, und halten diesen für 60 Sekunden oder länger, wie es Ihnen guttut.

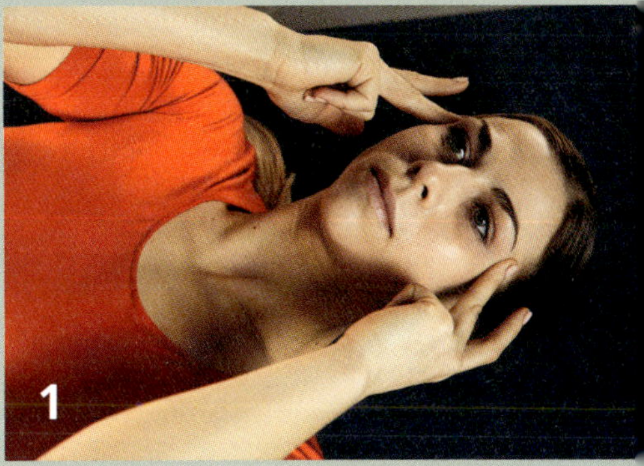

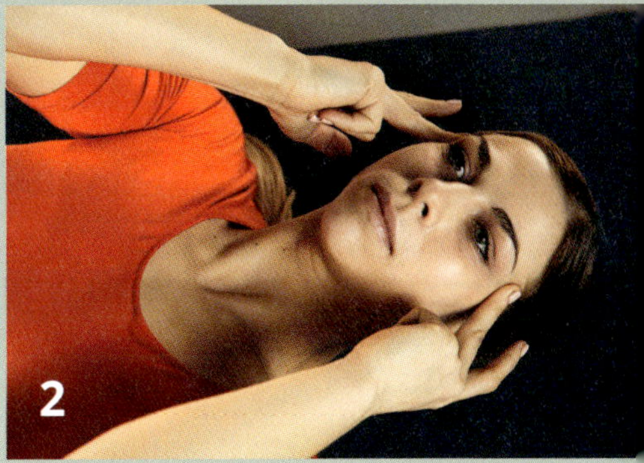

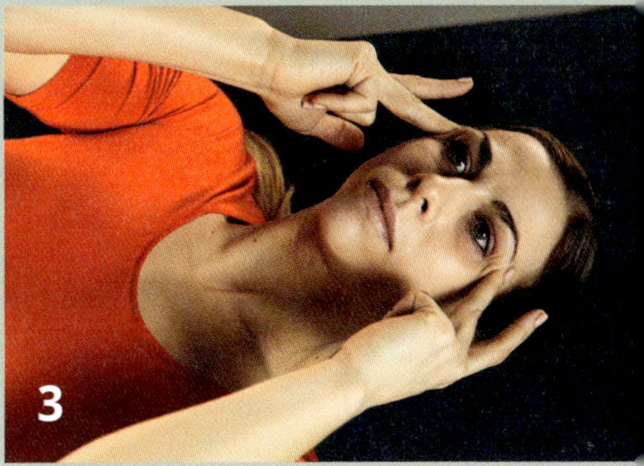

Wiederholungen: 1-mal

Hinweis: Versuchen Sie bei dieser Übung zu spüren, wie sich bei Schritt 3 ein Entspannungsgefühl in Ihrem Kopf ausbreitet. Der außen ausgeübte Zug setzt sich im Innern Ihres Schädels fort, von hinten nach vorn entsteht ein angenehmes Gefühl.

Variante: Unterschiedliche Zugrichtungen

Wenden Sie Schritt 1 aus der Grundübung an, verändern Sie in den nächsten Übungsschritten jedoch die Zugrichtung:

- Eine Seite zum Boden, die andere zur Zimmerdecke und anschließend umgekehrt.
- Beidseitig parallel Richtung Füße und dann Richtung Scheitel.

Hinweis: Sollten Sie feststellen, dass die Beweglichkeit in eine Richtung hin größer ist und sich der Zug leichter anfühlt, verstärken Sie genau in diese Richtung die Bewegung ein wenig.

Schläfenbeinschaukel

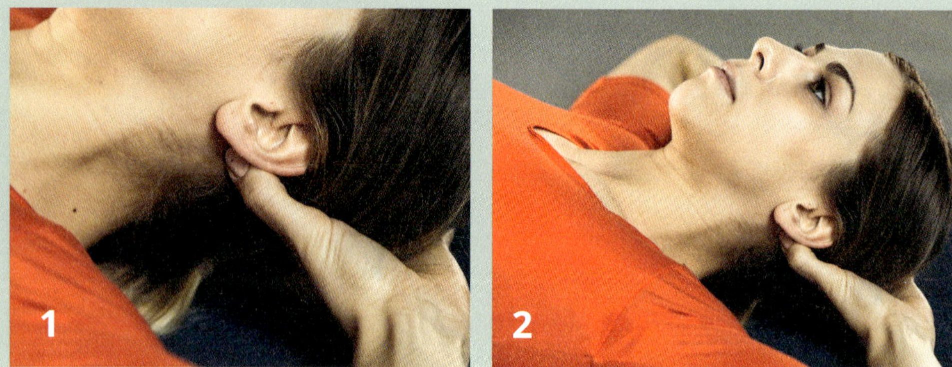

1. Legen Sie sich entspannt mit ausgestreckten Beinen auf den Rücken. Verschränken Sie Ihre Hände hinter dem Kopf, sodass dieser locker in Ihren Handflächen liegt. Führen Sie dann Ihre Daumen nach außen hinter die Ohren an den Knochenvorsprung des Schläfenbeins, den sogenannten Warzenfortsatz. Sie finden diesen etwa auf Höhe Ihrer Ohrläppchen direkt hinter den Ohren.
2. Drücken Sie dann mit Ihrem rechten Daumen leicht den rechten Warzenfortsatz nach innen, und steigern Sie über 2 Sekunden den Druck stetig, bis Sie einen härteren Widerstand wahrnehmen. Vielleicht können Sie mit dem anderen Daumen spüren, wie der linke Schläfenknochen dabei nach außen hin ausweicht. Anschließend führen Sie die gleiche Technik zur anderen Seite aus. Wiederholen Sie diese Schaukelbewegung im 2-Sekunden-Takt für circa 60 Sekunden mehrere Male hin und her, und spüren Sie, ob sich die Beweglichkeit mit der Zeit verbessert und Entspannung eintritt. Zum Abschluss drücken Sie beide Warzenfortsätze gleichzeitig sanft für 15 Sekunden nach innen.

Wiederholungen: 1- bis 2-mal

Innenohrdehnung

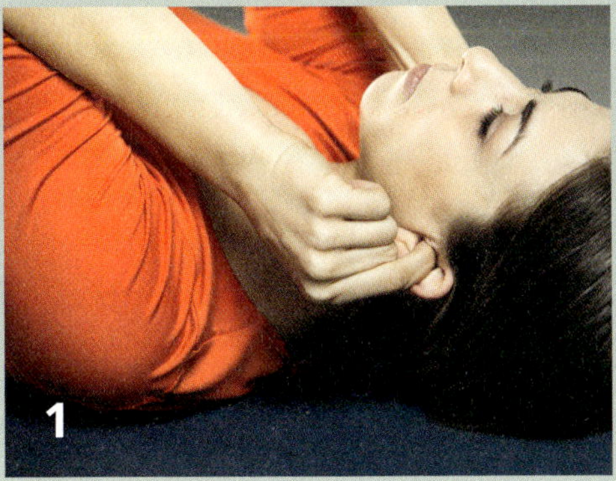

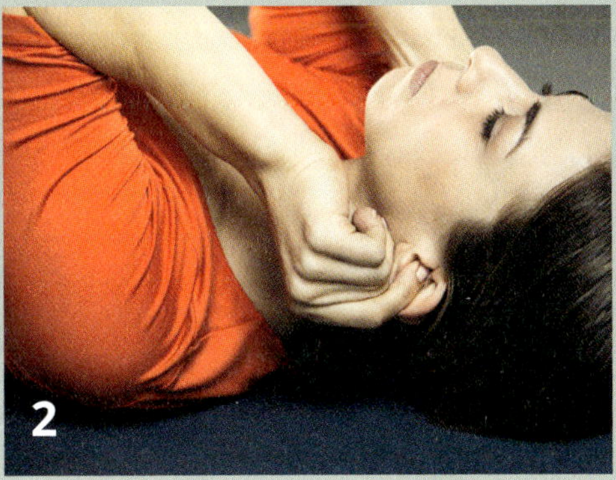

1. Legen Sie sich entspannt mit ausgestreckten Beinen auf den Rücken. Greifen Sie mit Ihren Zeigefingern beidseitig tief in Ihre Ohröffnungen, während die Daumen um die Ohrläppchen greifen und sich hinten an den Ohrwurzeln einhaken.
2. Üben Sie anfangs nur einen leichten Zug auf die Ohransätze aus. Der Zug wird parallel auf beiden Seiten Richtung Boden ausgeübt. Verstärken Sie nach und nach den Zug, und halten Sie ihn für mindestens 30 Sekunden, bis Sie eine Entspannung spüren. Sollte dies anfangs noch nicht der Fall sein, setzen Sie ab, und wiederholen Sie die Übung nach 30 Sekunden Pause.

Wiederholungen: 1- bis 2-mal

Variante: Unterschiedliche Zugrichtungen

Wenden Sie die Schritte der Grundübung an, wechseln Sie jedoch die Zugrichtung:

- Beidseitig parallel wird zu den Füßen hin und dann nach hinten zum Scheitel ein Zug ausgeübt.
- Ein Ohr wird leicht nach vorn, das andere Ohr leicht nach hinten gedreht, dann wird jeweils die Richtung gewechselt. Den Ablauf im langsamen Wechsel durchführen.

Hinweis: Sie sollten den Zug oder eine Dehnung tief in den Ohren beziehungsweise zwischen den Ohren spüren. Ist dies nicht der Fall, dann greifen Sie tiefer in Ihre Ohren, damit der Zug wirklich von der Ohrwurzel ausgeht.

Hinterkopfkippe

1. Für diese Übung benötigen Sie optimalerweise den kleinen Duoball von BLACKROLL® (Seite 96). Legen Sie sich entspannt mit aufgestellten Beinen auf den Rücken. Der Kopf liegt mit dem untersten Teil des Hinterkopfknochens auf dem Duoball.
2. Führen Sie nun Ihr Kinn nach unten und hinten in die »Doppelkinnposition«, üben Sie dabei einen leichten Druck auf den Duoball aus. Dieser rollt dabei ein kleines Stück weiter hin zu Ihren Nackenmuskeln. Halten Sie die Position für etwa 5 Sekunden.
3. Anschließend lösen Sie die Position Ihres Kopfes. Durch die Entspannung bewegt sich der Kopf automatisch auf dem Duoball wieder in die Ursprungsposition zurück.

Wiederholungen: 4- bis 5-mal

Hinweis: Bei der Übung finden nur kleine Bewegungen allein des Kopfes statt, die Halswirbelsäule bleibt stabil.

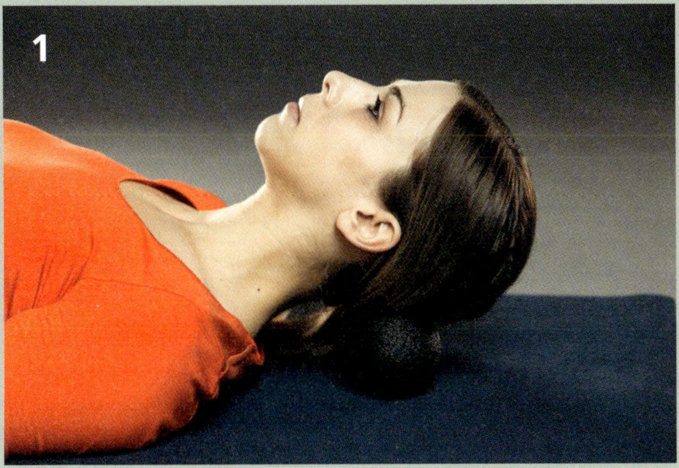
1

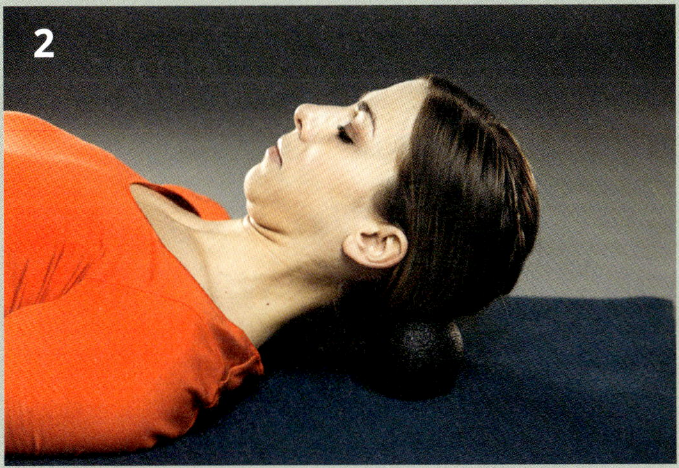
2

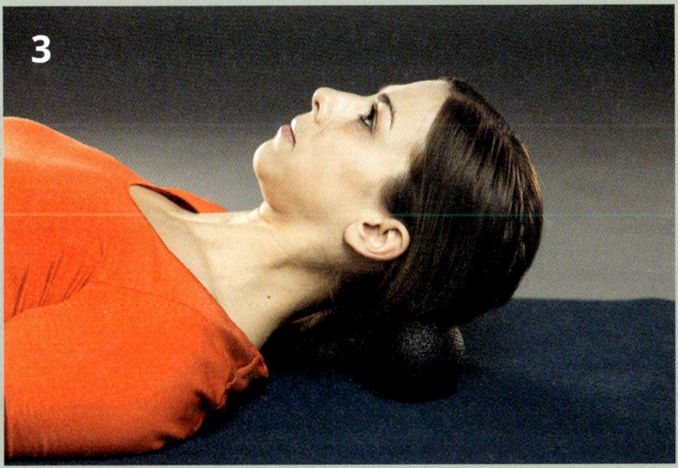
3

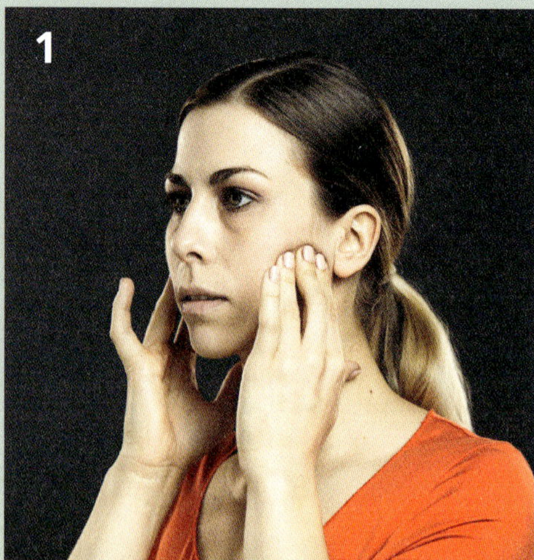

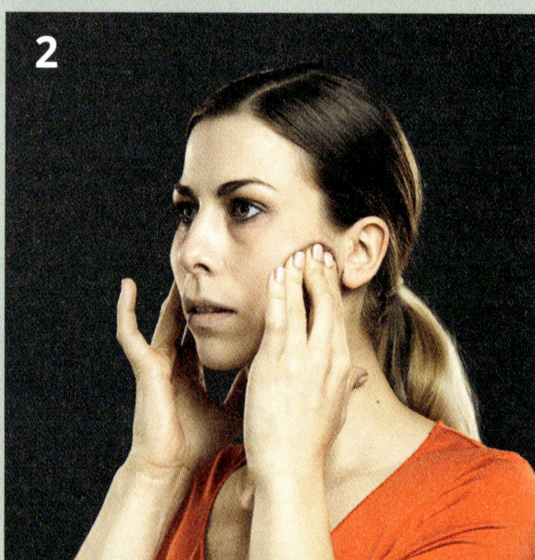

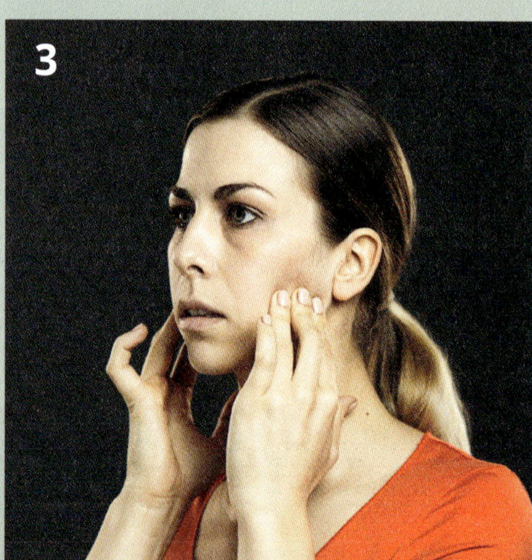

Kiefergelenkzug

1. Stehen oder sitzen Sie aufrecht und entspannt. Legen Sie Ihre Handflächen beidseitig vor den Ohren an den Unterkiefer. Die Fingerspitzen sollten knapp unterhalb der Kiefergelenke platziert sein. Lassen Sie den Unterkiefer, Ihre Zunge und Ihre Wangen bewusst locker, und entspannen Sie zunächst für ein paar tiefe Atemzüge in dieser Position.
2. Dann schieben Sie zuerst über die Daumen mit leichtem Druck Ihren Unterkiefer gleichmäßig nach oben in die Kiefergelenke, sodass der Unterkiefer in die Gelenkpfanne des Gelenks gedrückt wird (»Unser Kausystem unter der Lupe« ab Seite 25). Halten Sie die Position für etwa 15 Sekunden oder bis Sie eine Entspannung in den Gelenken spüren.
3. Anschließend wechseln Sie in einen Zug und üben diesen mit Ihren Fingern am Unterkiefer nach unten aus. Halten Sie diesen Zug für mindestens 1 Minute oder länger, wenn er Ihnen guttut. Versuchen Sie dabei zu spüren, wie mehr Platz in Ihren Kiefergelenken entsteht und nach und nach ein Entspannungsgefühl eintritt.

Wiederholungen: 3- bis 4-mal

Hinweis: Achten Sie bei Schritt 2 darauf, dass der Kopf stabil bleibt und dem Druck nicht nachgibt, da sonst der Effekt dieser Übung verpufft.

Oberkieferzug

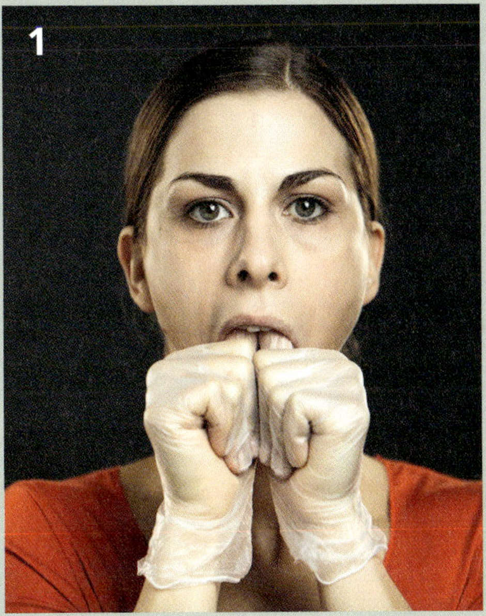

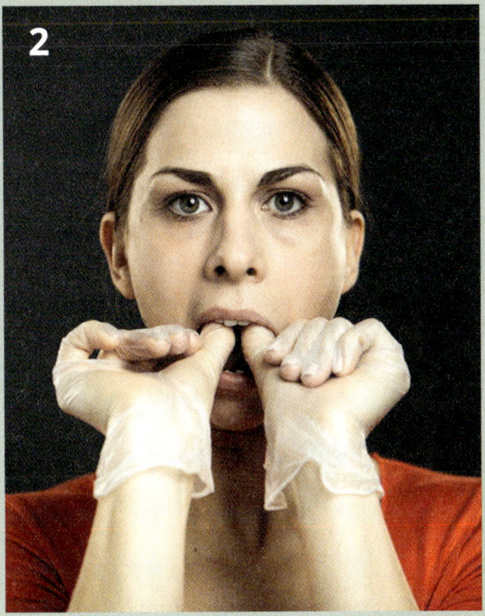

1. Stehen oder sitzen Sie entspannt und aufrecht. Legen Sie nun beide Daumen rechts und links des Walls an den Gaumen, die Daumen sind längs ausgerichtet und verlaufen parallel.
2. Dann drücken Sie, während Sie tief einatmen, mit beiden Daumen leicht nach oben außen. Die Bewegung verläuft so, als ob Sie die beiden Hälften des Oberkiefers etwas auseinanderziehen und dadurch den Wall glätten wollten. Je nach Länge des Walls beginnen Sie hinten und arbeiten sich über zwei bis drei Ansatzpunkte nach vorn.

Wiederholungen: 2- bis 3-mal

Hinweise

- Testen Sie zunächst mit Ihrer Zunge oder einem Finger, ob Sie in der Mitte Ihres Oberkiefers einen Wall spüren, der von hinten nach vorn verläuft (Selbsttest »Komprimierter Oberkiefer«, Seite 51). Ist dies der Fall, so machen Sie diese Übung.
- Verwenden Sie aus hygienischen Gründen bei dieser Übung Einmalhandschuhe.

Zahnberuhigung

Stehen oder sitzen Sie aufrecht und entspannt. Legen Sie einen Zeigefinger auf die Kaufläche des schmerzenden oder dumpfen Zahns. Die großen Backenzähne können Sie alternativ auch ganz locker zwischen Daumen und Zeigefinger greifen. Schließen Sie nun am besten die Augen, und konzentrieren Sie sich voll auf Ihren Zahn. Häufig entsteht der Eindruck, dass der Zahn Ihnen beim Auflegen des Fingers entgegenkommt, da Zähne bei derartigen Beschwerden meist in den Kiefer hineingedrückt sind. Sollten Sie den Eindruck haben, dass der Zahn sich leicht in eine bestimmte Richtung bewegen möchte, folgen Sie dieser einfach mit einer minimalen Bewegung Ihres Fingers. Spüren Sie, ob ein Entspannungsgefühl eintritt. Nehmen Sie sich 1 bis 2 Minuten oder auch länger Zeit, um sich auf Ihren Zahn zu konzentrieren.

Wiederholungen: 1-mal

Hinweise

- Diese Übung kann Ihnen bei Problemen helfen, die mit Zahnstörungen in Verbindung stehen. Das können beispielsweise Zahnschmerzen sein oder das Gefühl, dass ein Zahn nicht so richtig »zu Ihnen gehört«, nachdem Sie aus Versehen auf einen harten Kern oder Ähnliches gebissen haben. Wir verwenden hier eine sanfte Entspannungstechnik aus der Osteopathie namens »Unwinding«. Das bedeutet, wir helfen in diesem Fall dem Zahn, sich über die Entwindungstechnik selbst in seine natürliche Position im Kiefer zurückzubewegen.
- Verwenden Sie aus hygienischen Gründen bei dieser Übung einen Einmalhandschuh.

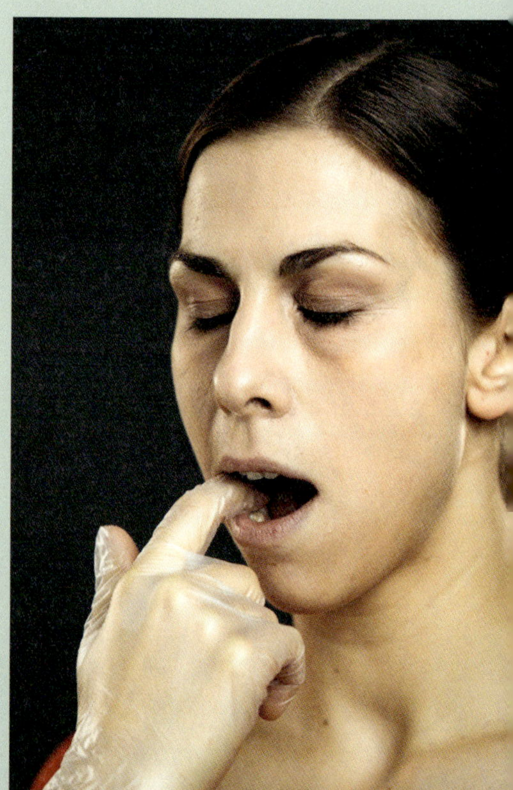

Variante mit Beweglichkeitstest

Folgen Sie den Schritten der Grundübung auf Seite 142. Wenn Sie den Finger aufgelegt haben und sich voll auf den Zahn konzentrieren, können Sie alternativ durch ganz leichten Druck, Zug und Drehung in alle Richtungen die »Beweglichkeit« des Zahns testen. Wahrscheinlich spüren Sie das eher als »fühlt sich richtig an« oder »fühlt sich falsch an«. Sollten Sie feststellen, dass die Beweglichkeit in eine Richtung leichter geht beziehungsweise sich richtiger anfühlt, verstärken Sie die Bewegung leicht in diese Richtung. Spüren Sie wieder, ob ein Entspannungsgefühl oder eine anderweitige Veränderung eintritt.

Hinweis: Diese Übung wirkt besonders bei Zahnschmerzen, die durch Knirschen und Pressen verursacht sind. Bei entzündlichen Prozessen ist die Wirkung gering oder bleibt ganz aus. Das wäre dann ein Fall für Ihren Zahnarzt.

Atlaswippe

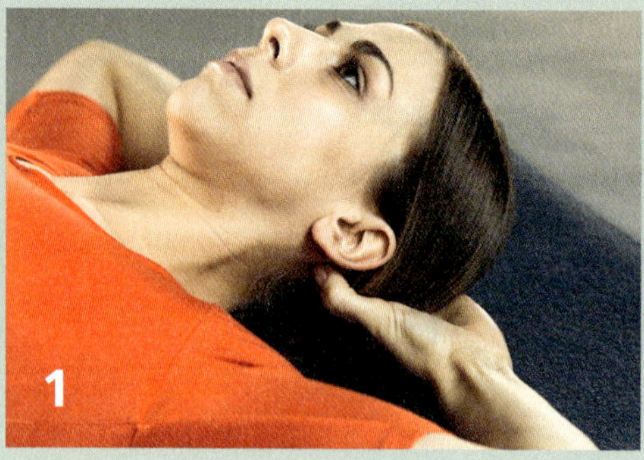

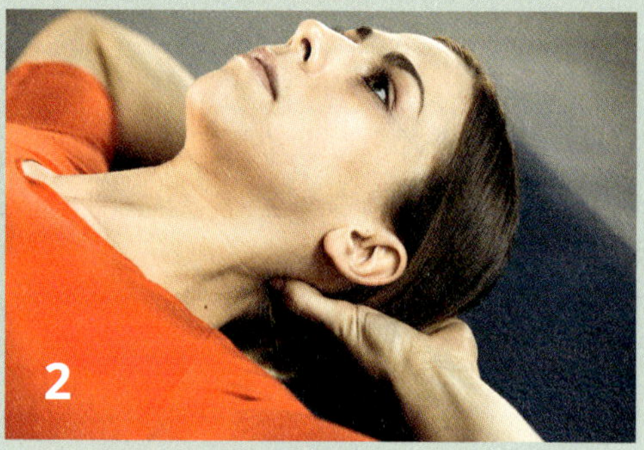

1. Legen Sie sich entspannt mit ausgestreckten Beinen auf den Rücken. Verschränken Sie Ihre Hände hinter dem Kopf, sodass dieser locker in Ihren Handflächen liegt. Mit Ihren Daumen können Sie beidseitig hinter den Ohrläppchen den Knochenvorsprung des Schläfenbeins spüren, diesen kennen Sie aus der Übung »Schläfenbeinschaukel«, Seite 136.
2. Rutschen Sie, ausgehend von diesem Knochenvorsprung, mit Ihren Daumen einen Fingerbreit entlang des Halses nach unten, hier befinden sich die Querfortsätze des obersten Halswirbels, des Atlas (»Wie sich Störungen des Kiefers auswirken«, ab Seite 32). Prüfen Sie durch etwas Druck, ob Ihr Atlas zu einer Seite verschoben ist, wobei ein Querfortsatz auf einer Seite stärker zu spüren wäre. In unserem Beispiel auf der linken Seite. Drücken Sie dann zunächst mit Ihrem linken Daumen den linken Querfortsatz nach rechts. Vielleicht können Sie spüren, wie der rechte Querfortsatz dabei leicht gegen Ihren rechten Daumen drückt. Anschließend führen Sie die gleiche Technik zur anderen Seite aus und wechseln die Richtungen diesem Prinzip nach weiterhin ab. Führen Sie den Ablauf für circa 30 bis 60 Sekunden durch, und spüren Sie, ob sich die Beweglichkeit mit der Zeit verbessert und ein Ausgleich eintritt.

Wiederholungen: 1- bis 2-mal

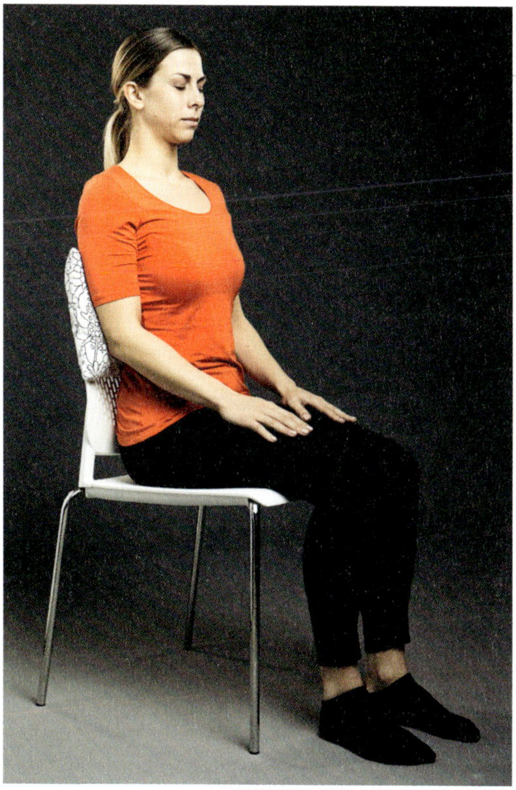

Visualisierungsübungen

Der Ablauf der folgenden beiden Übungen »Mentale Zentrierung des Gehörgangs« und »Mentale Zentrierung des Keilbeins« sind vorrangig Visualisierungen, bei der Sie Ihre Vorstellungskraft nutzen.

Mentale Zentrierung des Gehörgangs

1. Sitzen Sie entspannt mit aufrechter Wirbelsäule. Schließen Sie die Augen, und entspannen Sie Ihren Mund-, Gesichts-, Kiefer- und Zwischenohrenbereich.
2. Stellen Sie sich nun vor, wie Ihre Gehörgangsebene – also grob gesagt, die Verbindung zwischen den Ohren – von einer Seite zur anderen schwingt.
3. Wenn Sie diese Hin-und-her-Schwingung wahrnehmen, beginnen Sie damit, diese über Ihre mentale Vorstellung weiter zu verstärken. Falls der Kopf sich leicht mitbewegt, lassen Sie es zu.
4. Nach 15 bis 30 Sekunden stoppen Sie die Gehörgangsschwingung wieder bewusst durch Ihre Gedanken.
5. Spüren Sie ein paar Sekunden nach, wie sich auch die nahe gelegenen Kiefergelenke noch mehr entspannen.

Wiederholungen: 1-mal

Mentale Zentrierung des Keilbeins

1. Sitzen Sie entspannt mit aufrechter Wirbelsäule. Schließen Sie die Augen, und entspannen Sie Ihren gesamten Mund-, Gesichts-, Kiefer- und Schädelbereich.
2. Stellen Sie sich nun vor, wie Ihr Keilbein, der Schädelknochen zwischen den Schläfen, von einer Seite zur anderen schwingt.
3. Wenn Sie diese Hin-und-her-Schwingung wahrnehmen, beginnen Sie damit, diese über Ihre mentale Vorstellung weiter zu verstärken. Falls der Kopf sich leicht mitbewegt, lassen Sie es zu.
4. Nach 15 bis 30 Sekunden stoppen Sie die Keilbeinschwingung wieder bewusst durch Ihre Gedanken.
5. Spüren Sie noch ein paar Sekunden nach, wie sich besonders auch der Oberkiefer noch mehr entspannt.

Wiederholungen: 1-mal

Nerven regulieren

Bereits bei den vorangegangenen Übungsabschnitten haben wir indirekt durch Massagen bereits einen wesentlichen Einfluss auf das Nervensystem genommen und auch schon Nervendurchtrittsstellen erweitert. Mit den folgenden Übungen können Sie nun insbesondere die Muskelansteuerung verbessern. Zudem werden Nerven auch direkt massiert, wodurch Stress aus dem Nervensystem genommen wird.

1
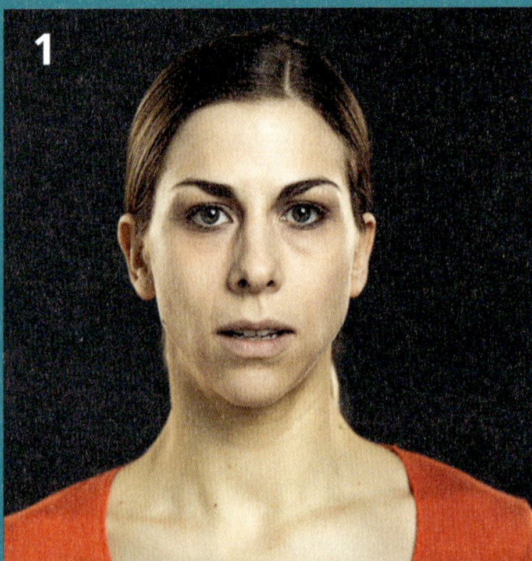

2
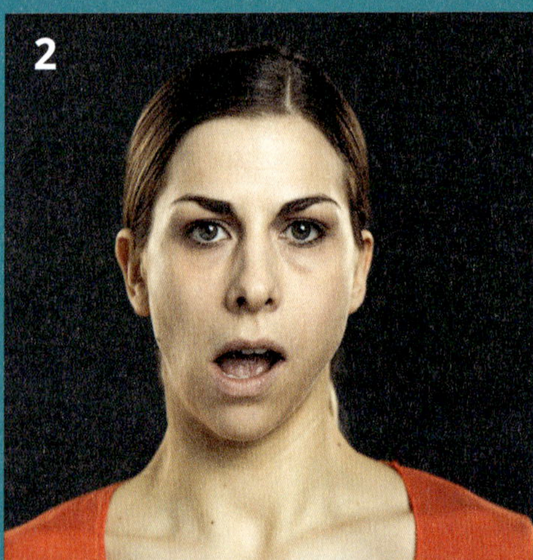

3
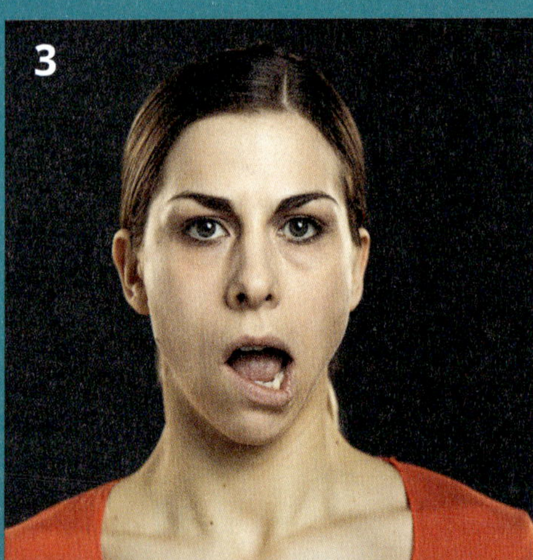

Unterkieferkreisel

1. Stehen Sie aufrecht und entspannt mit leicht geöffnetem Mund.
2. Kreisen Sie nun in Zeitlupe und mit hoher Konzentration Ihren Unterkiefer in eine Richtung. Nehmen Sie wahr: Läuft die Bewegung völlig geschmeidig, oder ist an bestimmten Stellen ein Ruckeln spürbar? Falls Letzteres der Fall ist, konzentrieren Sie sich während der Kreisbewegung besonders auf diese Stellen, und spüren Sie, ob das Ruckeln mit der Zeit in eine flüssigere Bewegung übergeht.
3. Lassen Sie dann die Kreise mit der Zeit spiralförmig größer werden. Führen Sie dies 1 bis 2 Minuten durch. Danach wechseln Sie die Kreisrichtung.

Wiederholungen: 1-mal

Hinweis: Ist das Ruckeln anfangs sehr stark, bewegen Sie Ihren Unterkiefer zunächst in der Form eines Vierecks. Nach und nach können Sie dann in die Kreisbewegung übergehen.

Direkte Unterkiefernervmassage

1. Stehen oder sitzen Sie aufrecht und entspannt. Bei dieser Übung geht es um einen Ast des Unterkiefernervs, der circa 2 Zentimeter seitlich der Kinnmitte beidseitig eine oberflächliche Austrittsstelle hat. Ertasten Sie mit Ihren Mittelfingern auf beiden Seiten diese Stellen, sie sind als kleine Vertiefungen im Knochen tastbar.
2. Massieren Sie diese Nervenaustrittsstellen mit leichtem Druck und kleinen kreisenden Bewegungen (a, b und c) 1 bis 1,5 Minuten. Sollten Sie hier einen Schmerz verspüren, massieren Sie ganz sanft, bis dieser nachlässt.

Wiederholungen: 1-mal

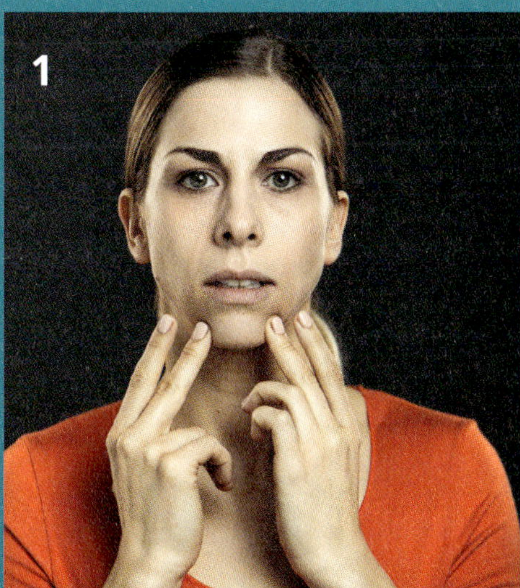

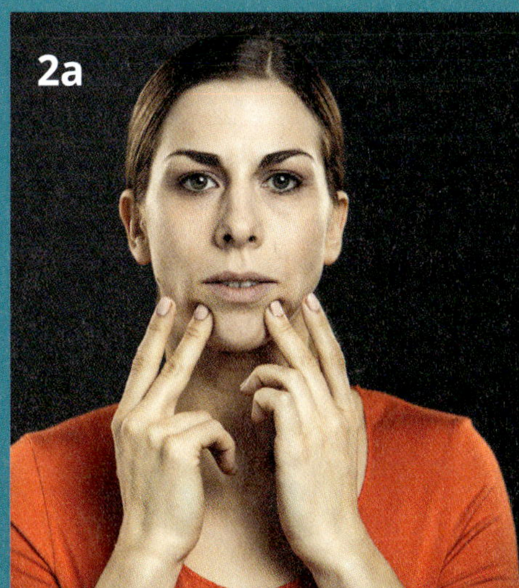

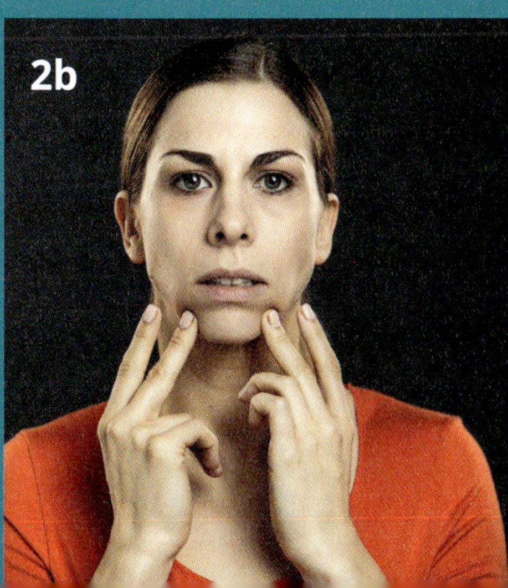

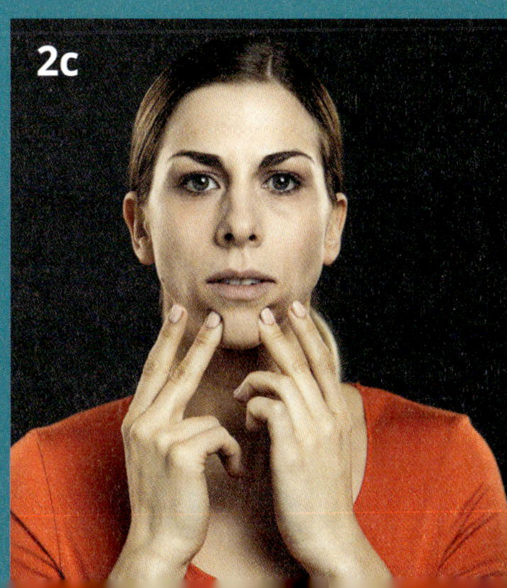

Direkte Oberkiefernervmassage von außen

1. Stehen oder sitzen Sie aufrecht und entspannt. Bei dieser Übung geht es um die Austrittsstellen des Oberkiefernervs an die Oberfläche. Diese befinden sich beidseitig circa 1 Zentimeter unterhalb des unteren Augenhöhlenrandes. Ertasten Sie mit Ihren Mittelfingern beidseitig diese Stellen, sie sind als kleine Vertiefungen im Knochen tastbar.
2. Massieren Sie diese Nervenaustrittsstellen mit leichtem Druck und kleinen kreisenden Bewegungen (a, b und c) 1 bis 1,5 Minuten. Sollten Sie hier einen Schmerz verspüren, massieren Sie ganz sanft, bis dieser nachlässt.

Wiederholungen: 1-mal

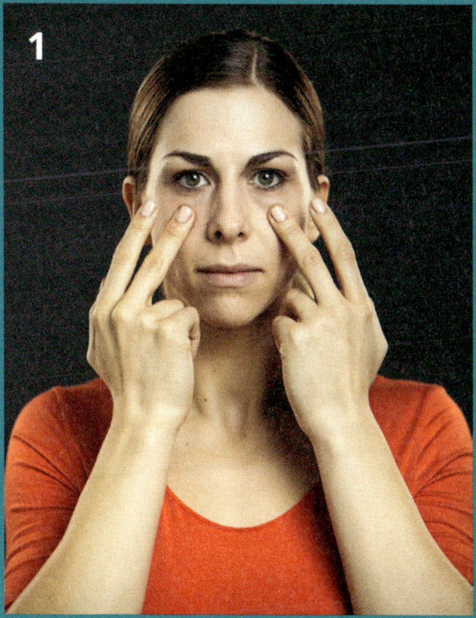
1

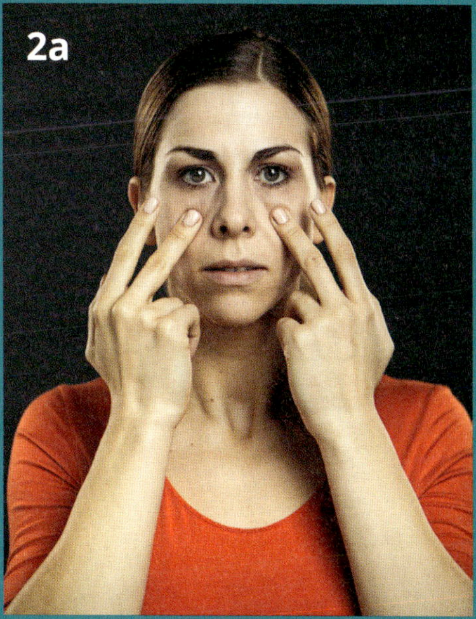
2a

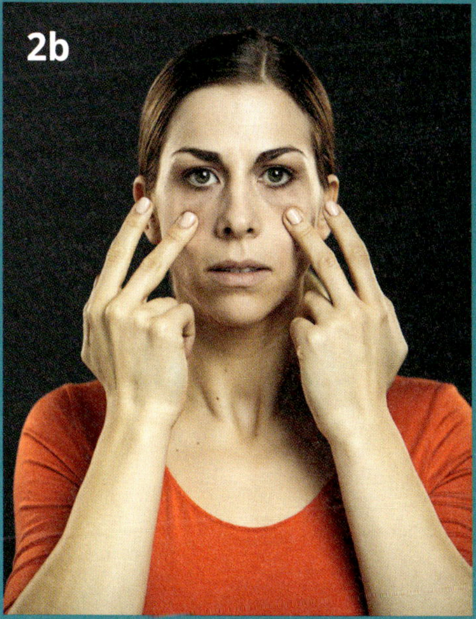
2b

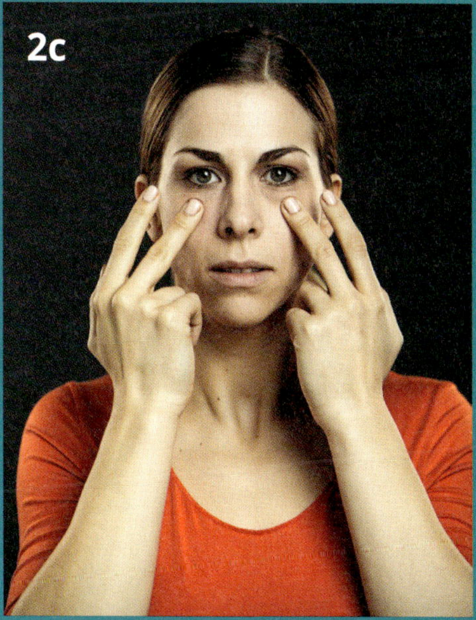
2c

Direkte Oberkiefernervmassage von innen

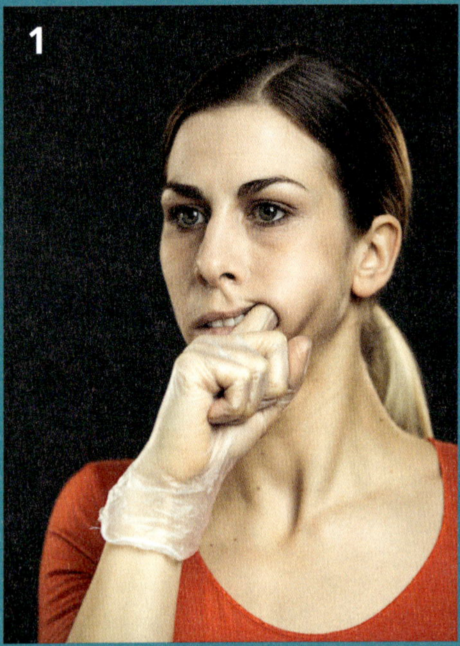

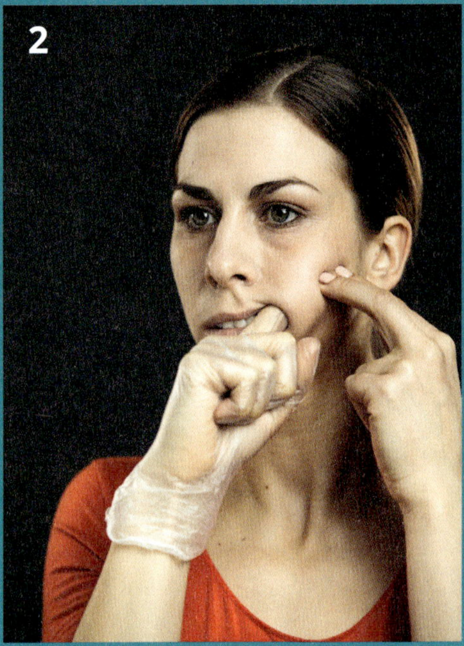

1. Führen Sie Ihren rechten Zeigefinger an die Innenseite der linken Wange, etwa auf Höhe der oberen Zahnreihe.
2. Von außen legen Sie Zeige- und Mittelfinger der anderen Hand locker dagegen. Massieren Sie nun ganz sanft diesen oberen Wangenbereich zwischen den Fingern beider Hände 1 bis 1,5 Minuten. Danach wechseln Sie die Seite.

Wiederholungen: 1-mal

Hinweis: Verwenden Sie bei dieser Übung aus Hygienegründen am besten Einmalhandschuhe.

Reflexpunkte mit Akupressur stimulieren

Dem einen oder anderen wird das Prinzip dieser Art von Behandlung durch die Fußreflexzonenmassage bekannt sein. Vereinfacht kann man das Prinzip so beschreiben: Durch die Reflexpunktstimulation können über Nervenverbindungen und Energiebahnen auch entfernt liegende Organe und andere Strukturen beeinflusst werden.

Wenn eine Störung im Kiefer-Kau-Apparat vorliegt, gibt es mehrere Möglichkeiten, wie diese über Akupressur reguliert werden kann. Dazu werden die zugehörigen Reflexpunkte an verschiedenen Körperstellen stimuliert. Wichtig bei der Übungsdurchführung ist, dass Sie den Druck variieren und darauf achten, ob Ihnen Ihr Körper ein Zeichen gibt – Juckreiz, Verfärbungen der Haut, Druckschmerzen oder Verhärtungen können auf eine Störung hinweisen und, je nach Empfindung, anzeigen, dass die Massage etwas in Bewegung setzt.

Hinweis: Probieren Sie die nachfolgenden Übungen für verschiedene Reflexzonen alle einmal aus, und versuchen Sie zu erspüren, mit welcher Sie sich am wohlsten fühlen beziehungsweise welche Ihnen besonders guttut. Konzentrieren Sie sich dann vorerst auf die Behandlung dieser Zone. Prüfen Sie ab und zu, ob Ihr Empfinden gleich geblieben ist oder ob nun eine andere Reflexzone in den Fokus genommen werden sollte.

Reflexzonenmassage Füße

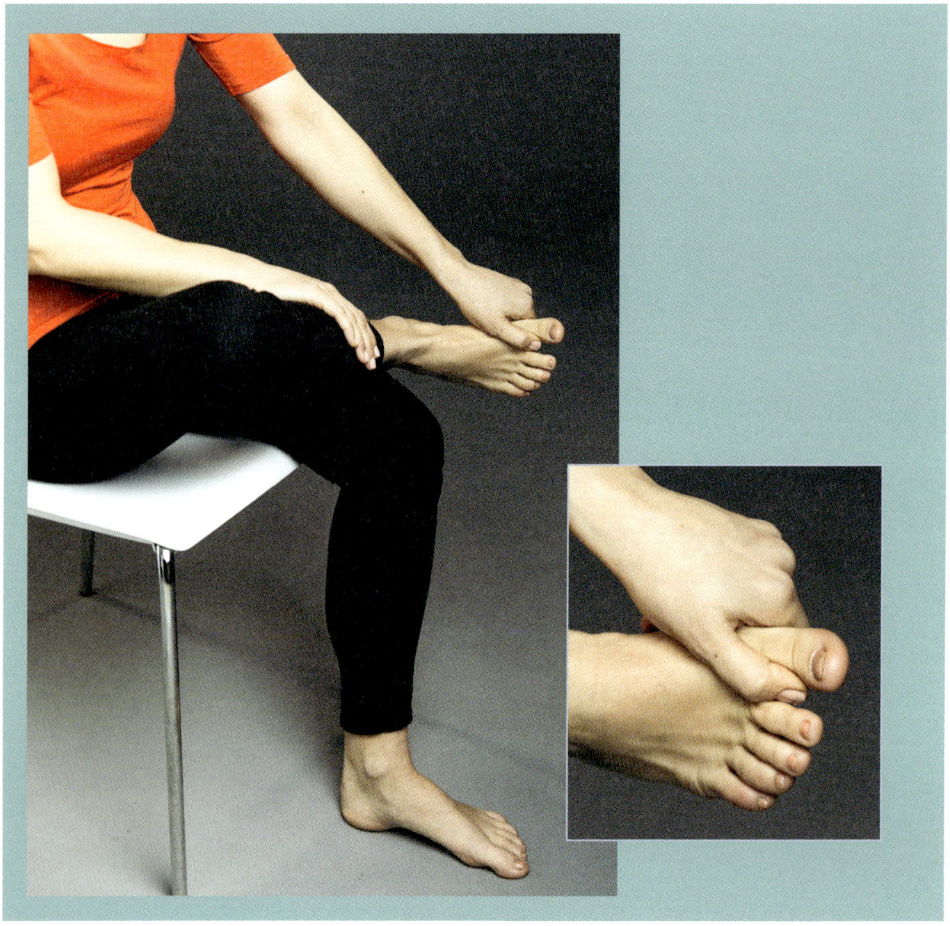

Setzen Sie sich angelehnt auf einen Stuhl. Legen Sie die Ferse des rechten Fußes auf dem Knie des linken Beines ab. Massieren Sie nacheinander jede Reflexzone 30 bis 60 Sekunden mit dem Daumen. Danach wechseln Sie die Seite.

Wiederholungen: 1-mal

Hinweis: Steigern Sie während der Massage stetig den Druck. Falls Sie an einem Punkt anfangs besonders empfindlich sind, beobachten Sie, ob der Schmerz mit der Zeit nachlässt. Lässt der Schmerz nicht nach, sollten Sie diese Übung auf jeden Fall in Ihr persönliches Übungsprogramm aufnehmen.

Die für den Kiefer wichtigen Reflexpunkte an der Fußsohle

Info

Am Fuß befinden sich in Bezug auf craniomandibuläre Störungen die Hauptreflexzonen an folgenden Stellen:

- für das Kiefergelenk innen an den Endgelenken der großen Zehen,
- für den Trigeminusnerv an den Innenseiten der großen Zehen,
- für die Zähne an allen anderen Zehenendgelenken.

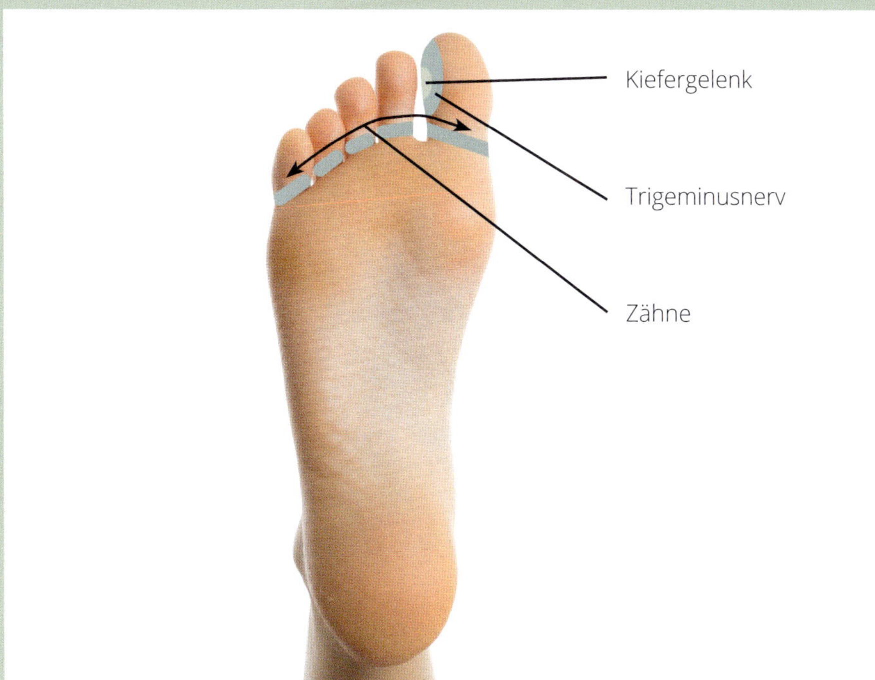

Reflexzonenmassage Hände

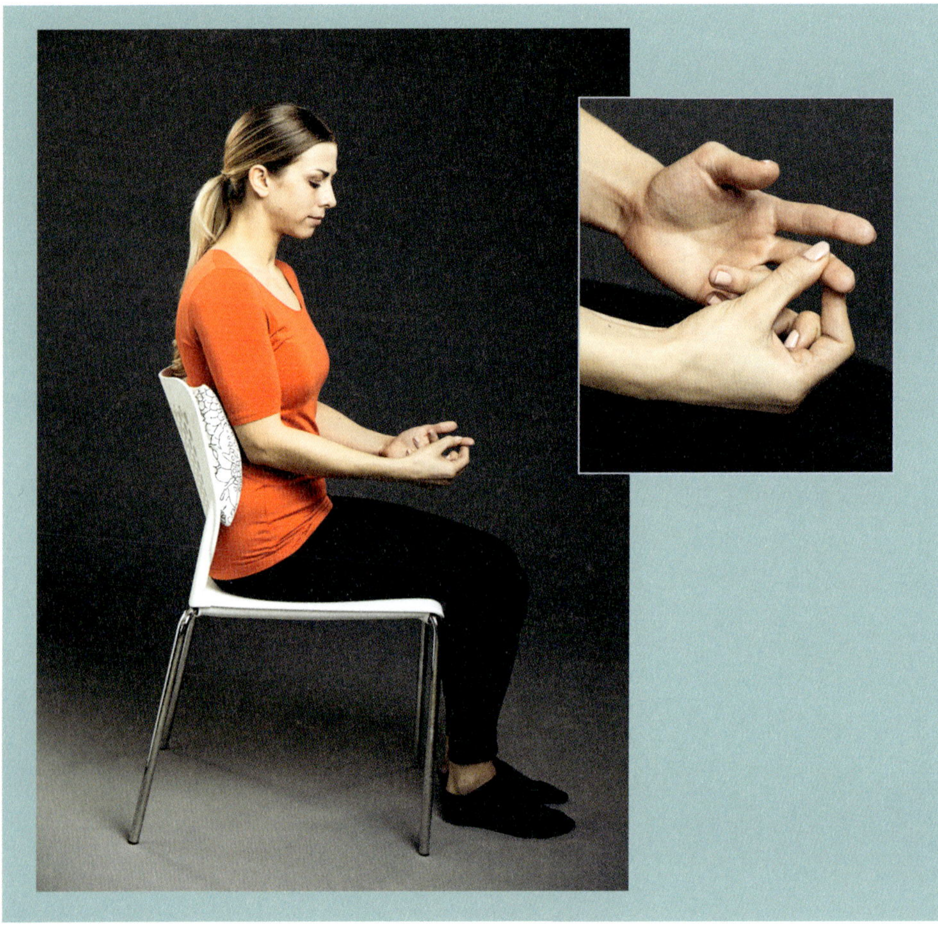

Nehmen Sie eine entspannte Position im Sitzen, Liegen oder Stehen ein. Massieren Sie nacheinander jede Reflexzone 30 bis 60 Sekunden mit dem Daumen.

Wiederholungen: 1-mal

Hinweis: Steigern Sie während der Massage stetig den Druck. Falls Sie an einem Punkt anfänglich besonders empfindlich sind, beobachten Sie, ob der Schmerz mit der Zeit nachlässt. Lässt der Schmerz nicht nach, sollten Sie diese Übung auf jeden Fall in Ihr persönliches Übungsprogramm aufnehmen. Danach wechseln Sie die Seite.

Die für den Kiefer wichtigen Reflexpunkte an der Handfläche

Info

An der Hand befinden sich in Bezug auf craniomandibuläre Störungen die Hauptreflexzonen an folgenden Stellen:

- für den Kiefer an den handflächenseitigen Grundgelenken der vier Finger, außer am Daumen,
- für die Zähne an den handflächenseitigen Endgelenken der vier Finger, außer am Daumen,
- für die Mundhöhle am innenseitigen Endgelenk des Daumens.

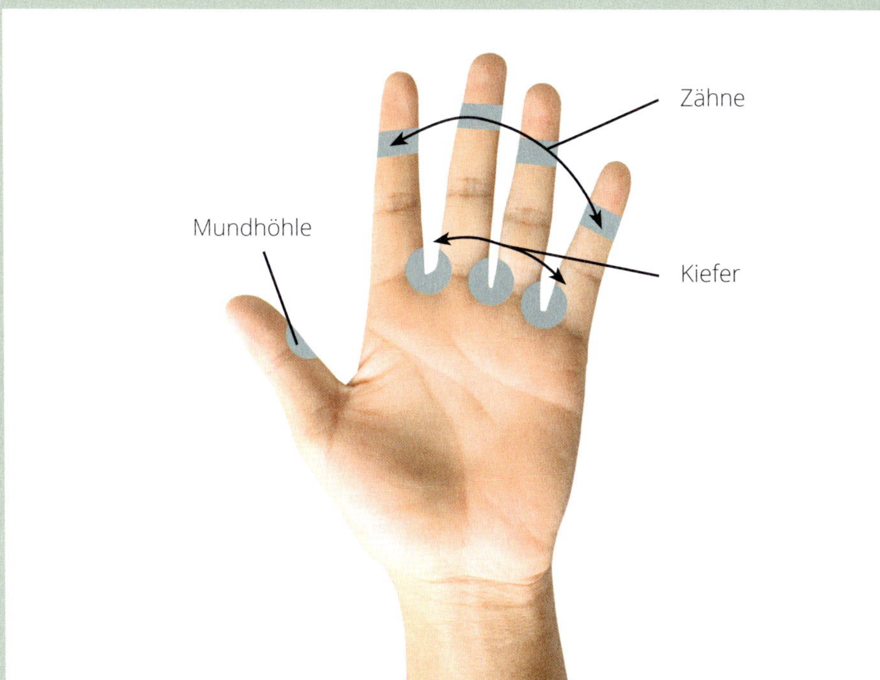

Reflexzonenmassage Nacken

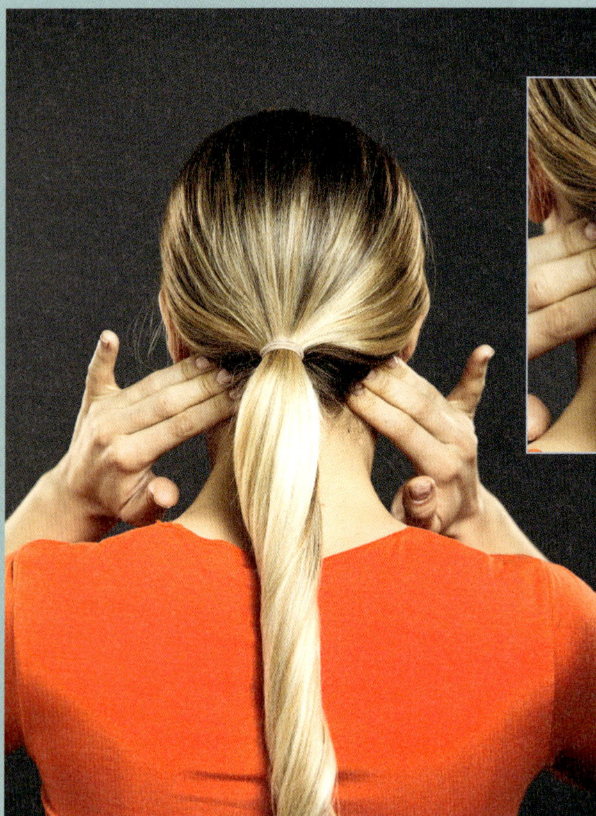

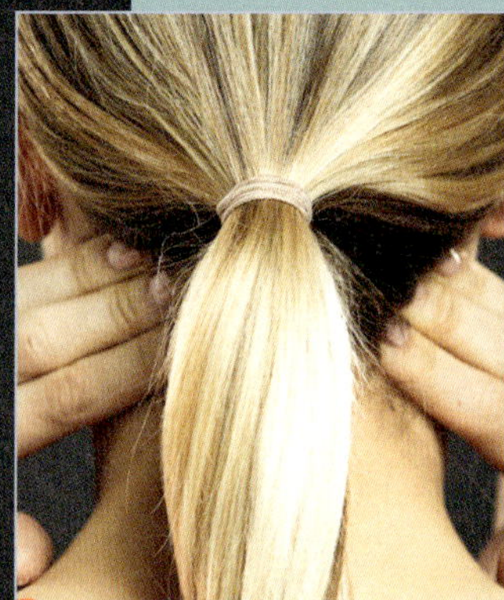

Sitzen Sie aufrecht und entspannt, und legen Sie die Fingerkuppen an den Punkten wie in der Grafik dargestellt an. Massieren Sie nacheinander jede Reflexzone 30 bis 60 Sekunden mit den Fingerkuppen der Zeige-, Mittel- und Ringfinger beider Hände.

Wiederholungen: 1-mal

Hinweis: Steigern Sie während der Massage stetig den Druck. Falls Sie an einem Punkt besonders empfindlich sind, beobachten Sie, ob der Schmerz mit der Zeit nachlässt. Lässt der Schmerz nicht nach, sollten Sie diese Übung auf jeden Fall in Ihr persönliches Übungsprogramm aufnehmen.

Die für den Kiefer wichtigen Reflexpunkte im Nacken

Info

Im Nacken befinden sich in Bezug auf craniomandibuläre Störungen die Hauptreflexzonen an folgenden Stellen:

- für die Kiefergelenke knapp oberhalb vom Haaransatz rechts und links, ungefähr auf Höhe der Ohrläppchen (rote Punkte),
- für die Kieferhöhlen, die Zähne des Oberkiefers und die Zähne des Unterkiefers in genannter Reihenfolge von oben nach unten auf Höhe der obersten drei Halswirbel.

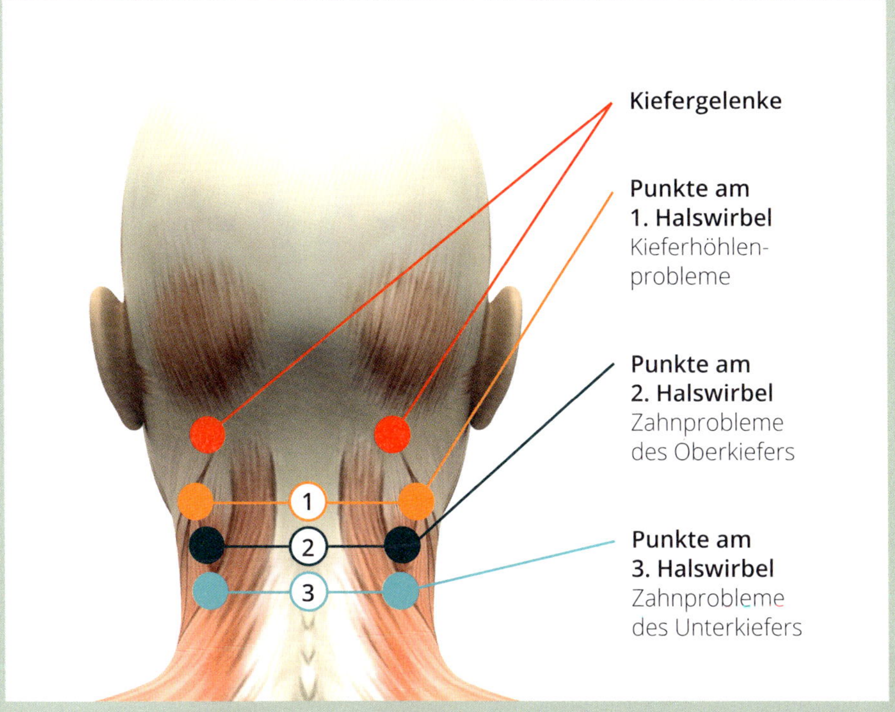

Reflexzonenmassage Ohren

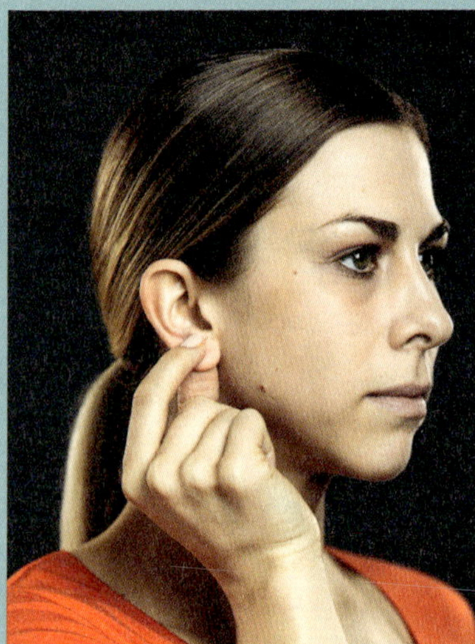

Nehmen Sie eine entspannte Position im Sitzen, Liegen oder Stehen ein. Massieren Sie nacheinander jede im Kasten auf der rechten Seite dargestellten Reflexzone 30 bis 60 Sekunden zwischen Daumen und Zeigefinger.

Wiederholungen: 1-mal

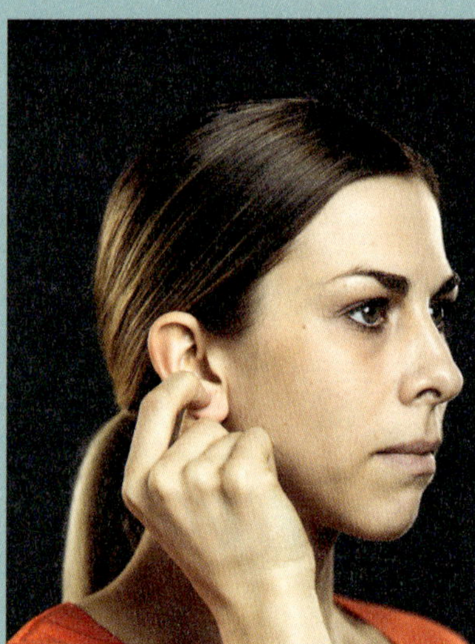

Variante mit Druck

Drücken Sie an den Reflexpunkten die Ohrläppchen zwischen Daumen und Zeigefinger zusammen. Falls Sie an einem Punkt besonders empfindlich sind, halten Sie den Druck, bis die Empfindung sich ändert.

Hinweise

- Steigern Sie während der Massage stetig den Druck. Falls Sie an einem Punkt besonders empfindlich sind, beobachten Sie, ob der Schmerz mit der Zeit nachlässt. Lässt der Schmerz nicht nach, sollten Sie diese Übung auf jeden Fall in Ihr persönliches Übungsprogramm aufnehmen.
- Prinzipiell können Sie die Reflexzonen beider Ohren parallel massieren. Allerdings werden Sie sich besser auf die Empfindungen und Veränderungen konzentrieren können, wenn Sie sich ein Ohr nach dem anderen vornehmen.

Die für den Kiefer wichtigen Reflexpunkte an den Ohren

Info

An den Ohren befinden sich in Bezug auf craniomandibuläre Störungen die Hauptreflexzonen für die Kiefergelenke, für den Ober- und Unterkiefer, für verschiedene Mundbereiche und auch für den Trigeminusnerv alle gemeinsam am nach hinten gelegenen, oberen Bereich der Ohrläppchen.

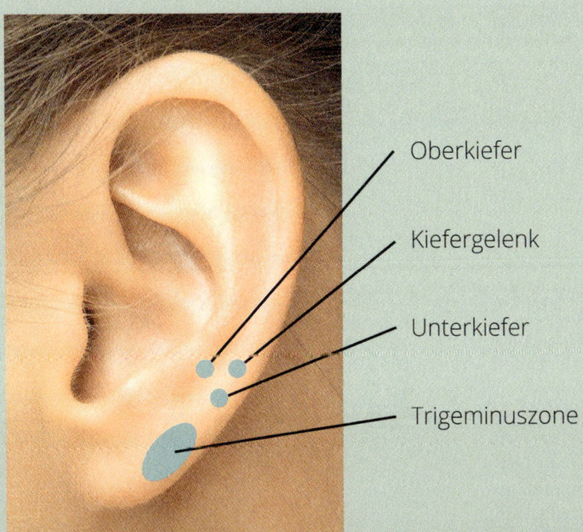

Neurolymphatische Reflexpunktmassage an der Brust

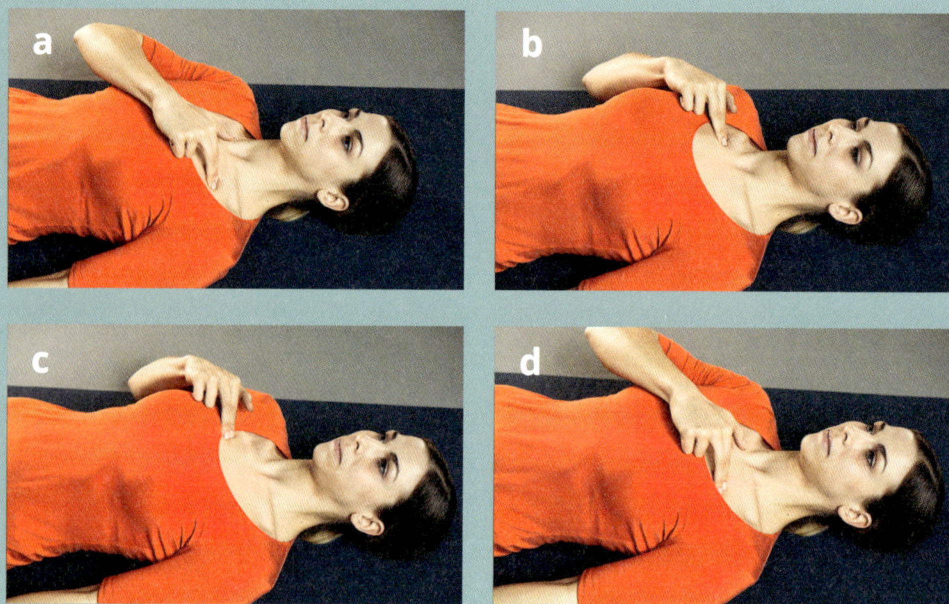

Legen Sie sich entspannt und mit aufgestellten Beinen auf den Rücken. Ertasten Sie mit festem Druck der Finger die in der Abbildung auf der rechten Seite bezeichneten Reflexpunkte in den Zwischenrippenräumen rechts und links Ihres Brustbeins. Beginnen Sie oben links (a), dann setzen Sie rechts auf (b). Arbeiten Sie sich dann in einer Schlangenlinie den Punkten entlang nach unten (c und d).

Ist ein Punkt schmerzhaft, massieren Sie diesen mit relativ festem Druck über circa 30 bis 60 Sekunden, eventuell auch so lange, bis die Schmerzhaftigkeit nachlässt. Je nach Dauer der bestehenden Störung kann die Zeit bis zu einer spürbaren Schmerzlinderung auch bis zu ein paar Minuten dauern.

Wiederholungen: 1-mal

Hinweis: Vermeiden Sie Stimulationszeiten über 3 Minuten, da dies nicht nur unangenehm werden kann, sondern auch den Lymphfluss eher wieder blockiert.

Den Lymphfluss verbessern

Info

Diese letzte Übung behandelt sogenannte neurolymphatische Reflexpunkte. Diese Punkte sind durch Lymphstau aufgedunsene, knotige und schmerzende Zonen von der Größe einer Bohne oder größer. Der Osteopath Goodheart hat herausgefunden, dass eine Behandlung dieser Bereiche die jeweiligen Muskeln – in dem gegebenen Fall die Kaumuskeln – über einen verbesserten Lymphfluss wieder in ihrer Funktionalität verbessern kann. Das heißt, sie können wieder, je nach Bedarf, besser entspannen oder anspannen.

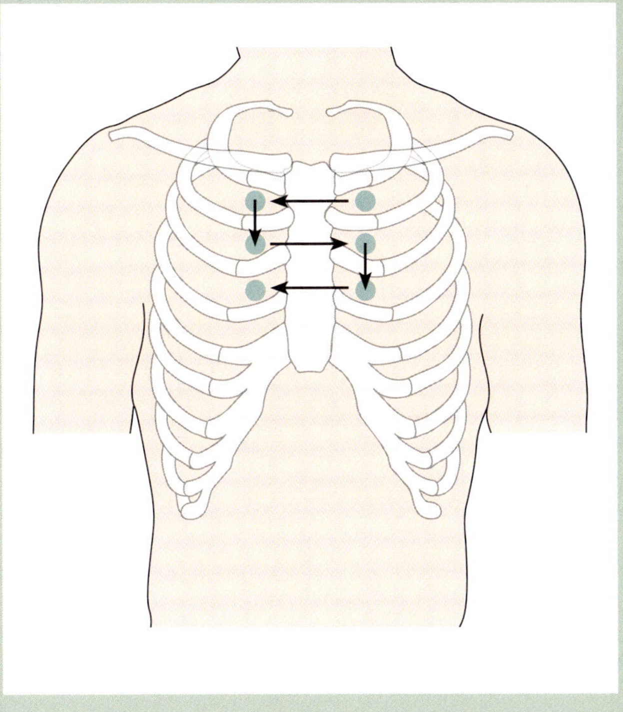

Autorenvita

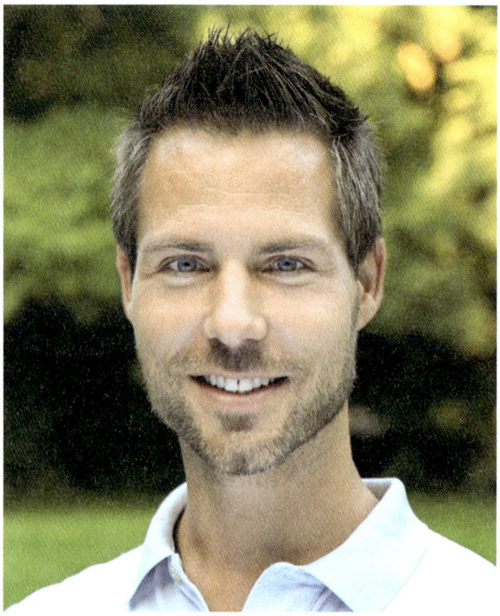

Dr. rer. nat. Torsten Pfitzer ist Heilpraktiker und Experte für die ganzheitliche Behandlung von Schmerzen am Bewegungsapparat. In seinem Viersäulenkonzept, bestehend aus Körpertherapie, Ernährungsberatung, Entspannungstraining und Bewusstheitscoaching, kombiniert er verschiedene therapeutische Ansätze wie Osteopathie oder psychoemotionale Kinesiologie. Als ehemals selbst Betroffener von Rückenschmerzen blickt er über den Tellerrand hinaus: Er sieht es als seine Berufung, Menschen auch mit Anleitungen zur Selbstbehandlung ursächlich und nachhaltig von ihren Schmerzen zu befreien. Neben seiner Praxistätigkeit in München gibt er seine Erfahrungen und sein Wissen in Coachings (auch per Skype und Telefon), Vorträgen und Workshops sowie in Büchern und Onlineprogrammen weiter.

Dank

Mein allererster Dank gilt insbesondere meinen wissbegierigen, motivierten Patienten und Coachingklienten, für die ich in erster Linie dieses Buch geschrieben habe. Vielen Dank für das entgegengebrachte Vertrauen!

Ein großes persönliches Dankeschön geht an Dr. med. Heidrun Weinert für die sehr angenehme Zusammenarbeit im Rahmen des Experteninterviews und für die wirklich ganzheitliche Sichtweise zum Thema CMD, die wir miteinander teilen.

Außerdem geht mein großer Dank an Manon Kohn für ihren Beitrag des Kurzprogramms zum autogenen Training, das sie speziell für diesen Ratgeber und das Thema CMD erstellt hat.

Ganz herzlich danke ich all meinen »kleinen Helfern« aus dem Familien- und Freundeskreis, die mir während der Entstehung dieses Buches mit Rat, Tat, Motivation und ihrer Zeit zur Seite standen. Als Probeleser und Übungstester haben sie mit inspirierenden Anregungen und konstruktiver Kritik wesentlich zur stetigen Optimierung dieses Ratgebers beigetragen.

Auch meinen Ausbildern in den verschiedenen Fachgebieten möchte ich meinen Dank aussprechen, die mich auf dem Weg zu meiner jetzigen Tätigkeit geführt und begleitet haben.

Und nicht zuletzt bin ich dankbar für das natürliche Wunderwerk des menschlichen Organismus, der über seine Selbstheilungskräfte unermüdlich an der Erhaltung und Wiederherstellung unserer Gesundheit arbeitet, ungeachtet der etlichen negativ einwirkenden Einflussfaktoren, denen wir ihn alltäglich aussetzen. Auch mir hat er in schwierigen gesundheitlichen Zeiten schon einige beeindruckende Dienste geleistet. Ohne diese unglaubliche Regulationsfähigkeit würden wir in der heutigen Welt nicht lange überleben.

Weiterführende Websites

Auf meiner Website **www.DrPfitzer.de** finden Sie viele Ergänzungen zu diesem Buch. Beispielsweise ist dort der Armlängentest (Seite 55) erklärt, und es werden weitere Informationen und Empfehlungen zu den Themen Ernährung (ab Seite 76) und autogenes Training (Seite 68) gegeben.

Möchten Sie bezüglich dieser Themen auf dem aktuellen Stand bleiben, haben Sie auch die Möglichkeit, sich in den Newsletter einzutragen **(www.DrPfitzer.de/newsletter)** oder mir auf Instagram **(www.instagram.com/drpfitzer/)** oder Facebook zu folgen **(www.DrPfitzer.de/facebook)**.

Für die Suche nach CMD-Zahnärzten in Ihrer Nähe steht auf der Website der Gesellschaft für Zahngesundheit, Funktion und Ästhetik unter **www.gzfa.de/zahnarztsuche** eine Datenbank bereit.

Sachregister

Übungsregister

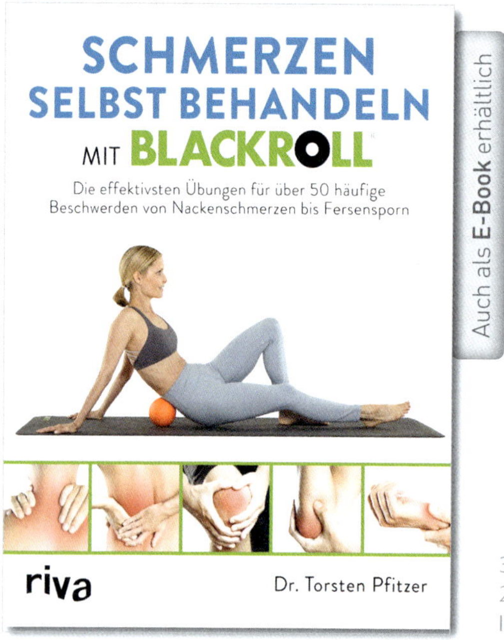

304 Seiten
22,00 € (D) | 22,70 € (A)
ISBN 978-3-7423-0837-5

Dr. Torsten Pfitzer

Schmerzen selbst behandeln mit der BLACKROLL

Die effektivsten Übungen für über 50 häufige Beschwerden von Nackenschmerzen bis Fersensporn

Fast jeder dritte Erwachsene in Deutschland ist von Rückenschmerzen betroffen. Aber auch viele andere Schmerzkrankheiten wie Kopfschmerzen, Tennisarm, Ischiasschmerzen oder Fersensporn sind auf dem Vormarsch. Der ganzheitliche Schmerzexperte Dr. rer. nat. Torsten Pfitzer hat eine einfache Methode und über 100 Übungen entwickelt, mit denen Betroffene die häufigsten Beschwerdebilder mit der BLACKROLL® und anderen Faszientools erfolgreich selbst behandeln können. Er stellt die Ursachen von Schmerzen und Beschwerden dar, gibt grundlegende Informationen zur Selbstbehandlung und zeigt bei jeder Übung, wie bestimmte Techniken der Selbstmassage angewandt werden. Neben Antworten auf die häufigsten Fragen von Patienten werden Betroffenen vor allem praktische Methoden mitgegeben, um die Initiative zu ergreifen und ihren Schmerzen ein Ende zu setzen.

riva

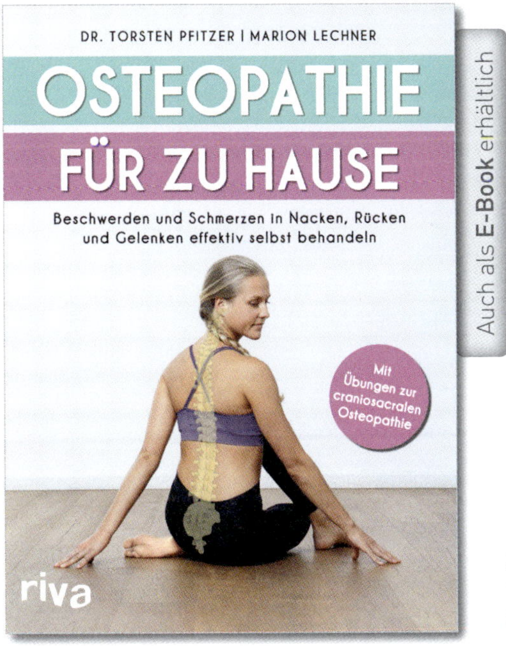

224 Seiten
19,99 € (D) | 20,60 € (A)
ISBN 978-3-7423-1452-9

Dr. Torsten Pfitzer
Marion Lechner

Osteopathie für zu Hause

Beschwerden und Schmerzen in Nacken, Rücken und Gelenken effektiv selbst behandeln. Mit Übungen zur craniosacralen Osteopathie

Egal ob chronische Rückenschmerzen, ein verspannter Nacken, Migräne oder schmerzende Gelenke – viele leiden an Beschwerden, die den Alltag einschränken. Wenn bisher noch keine Ursachen dafür gefunden wurden, kann Osteopathie die Lösung sein. Das ganzheitliche Behandlungskonzept setzt auf die Aktivierung der Selbstheilungskräfte des Körpers. Die erfahrenen Osteopathen Dr. Torsten Pfitzer und Marion Lechner haben eine einfache Methode entwickelt, mit der zu Hause chronische oder wiederkehrende Schmerzen an Kopf, Nacken, Schulter, Rücken, Hüfte, Knie und Fuß effektiv behandelt und langfristig gelindert werden können. Selbsttests helfen dabei, Beschwerden richtig einzuordnen und die besten Maßnahmen für die Eigentherapie zu finden. Die speziellen Übungspläne können somit dauerhaft von Schmerzen befreien.

riva

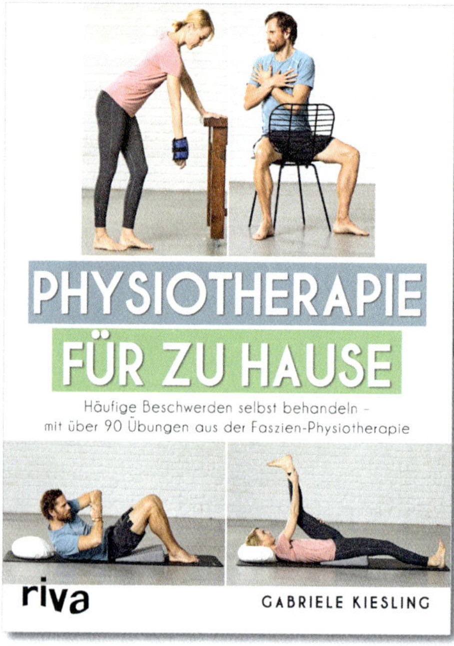

Auch als **E-Book** erhältlich

176 Seiten
19,99 € (D) | 20,60 € (A)
ISBN 978-3-7423-0615-9

Gabriele Kiesling

Physiotherapie für zu Hause

Häufige Beschwerden selbst behandeln – mit über 90 Übungen aus der Faszien-Physiotherapie

Immer häufiger leiden Erwachsene unter Rücken- und Kopfschmerzen, haben Hüft- und Knieprobleme und kämpfen mit den Folgen von Haltungsfehlern. Basierend auf neuesten Forschungsergebnissen hat Gabriele Kiesling ihre Methode der Faszien-Physiotherapie entwickelt, mit der jeder zu seinem eigenen Physiotherapeuten werden und all diese Beschwerden effektiv selbst behandeln kann. Fundierte Informationen und praxiserprobte Selbsttests helfen dabei, Beschwerden richtig einzuordnen. Aus über 90 Übungen können dann die richtigen Maßnahmen ausgewählt und gezielt angewendet werden – ob an Schulter oder Nacken, Wirbelsäule, Rumpf oder Becken, Hüfte, Knie oder Fuß. Die leicht in den Alltag integrierbaren Abfolgen sorgen für Schmerzentlastung, unterstützen Mobilisation, Dehnung, Kräftigung und Koordination und garantieren, dass sich jeder endlich wieder schmerzfrei bewegen kann.

riva